DES BRUITS

PLEURAUX ET PULMONAIRES

DUS AUX MOUVEMENTS DU CŒUR.

Dans le plus grand nombre des cas, sur le cadavre, le bord antérieur du poumon gauche recouvre le bord gauche du cœur et une partie de sa face antérieure.

La pointe du cœur est libre et se trouve en rapport avec le quatrième espace intercostal ou la face interne de la cinquième côte.

Le poumon droit ne recouvre guère que l'oreillette du même côté, la veine cave supérieure et une très-petite portion de l'aorte ascendante qui se dirrige obliquement de gauche à droite.

Pendant la vie, principalement à l'état d'inspiration, les deux poumons s'avancent de chaque côté vers la ligne médiane et recouvrent encore davantage, surtout à gauche, l'organe central de la circulation.

Mais ces rapports peuvent varier notablement : dans l'emphysème par exemple, on voit le cœur complétement séparé des parois thoraciques par le parenchyme pulmonaire, de telle sorte que sa limitation offre de sérieuses difficultés ; — chez d'autres sujets, qui ne présentent aucune trace d'emphysème, la disposition normale est plus ou moins exagérée, et une portion considérable du poumon peut recouvrir la presque totalité de la face antérieure du cœur ; souvent même une pleurésie concomitante adhésive vient maintenir d'une façon permanente cette disposition qui est plus fréquente à gauche qu'à droite.

Le cœur, en se contractant, se porte en avant et un peu de gauche à droite ; non-seulement sa pointe mais aussi la presque totalité des ventricules viennent frapper la paroi thoracique avec une énergie qui varie, il est vrai, suivant les sujets et les circonstances, mais qui a, dans tous les cas, une intensité assez notable. Sa consistance change aussi ; il devient ferme, dur, et peut ainsi comprimer ou refouler facilement les autres organes thoraciques.

Lors de la systole ventriculaire, les deux troncs artériels (aorte et artère pulmonaire) qui émanent de la base du cœur sont subitement distendus par l'ondée sanguine.

Au moment de la diastole, le cœur reprend sa forme et sa situation premières, pendant que l'aorte et l'artère pulmonaire reviennent sur elles-mêmes en vertu de leur élasticité. Mais ce retour passif du cœur et des vaisseaux à leur état primitif s'accomplit avec une certaine lenteur, si on le compare au choc et à la distension brusque de ces mêmes organes, lors de la contraction ventriculaire.

Supposons maintenant la disposition mentionnée plus haut ; qu'une lame de poumon d'une certaine épaisseur soit maintenue fixe au devant du cœur : au moment de la systole, les deux ventricules, les artères aorte et pulmonaire viendront la comprimer directement et chasser l'air qui s'y trouve contenu.

Cette compression du poumon, cette sortie brusque de

l'air et sa pénétration dans les lobules voisins ont-elles lieu silencieusement?

La connaissance de quelques travaux dus à des médecins anglais, plusieurs observations que j'ai recueillies moi-même, me portent à penser que la systole cardiaque, très-rarement la diastole, produisent dans le poumon certains bruits insolites que je me suis proposé d'étudier dans cette thèse.

Dans le cours de mon internat, en 1867, mon chef de service M. le Dr Potain avait attiré mon attention sur quelques bruits de la région précordiale qui pour lui n'avaient pas d'autre cause; mais tous les malades entrés à l'hôpital pour des affections bénignes étaient sortis guéris et l'autopsie n'avait pu confirmer cette hypothèse.

L'année suivante j'ai fait l'autopsie d'un certain nombre de sujets chez lesquels j'avais entendu des bruits anormaux me paraissant dus aux mouvements du cœur et siéger dans le poumon.

M. Potain, après avoir examiné les organes thoraciques, leur disposition relative qui répondait à ce que l'on avait supposé avant la mort, a pensé aussi qu'il était impossible de reconnaître une autre origine aux bruits précordiaux entendus pendant la vie.

M. Potain a bien voulu me permettre de faire de cette variété de bruits pulmonaires le sujet de ma thèse et a eu l'extrême obligeance de me fournir quelques indications très-utiles, qui m'ont beaucoup facilité la tâche.

Ce travail, tout incomplet qu'il soit, aura donc pour but d'établir que les mouvements du cœur peuvent, dans certains cas, produire, dans la plèvre ou le poumon, des bruits insolites, fort peu connus, et dont quelques-uns sont à peine mentionnés par les auteurs qui se sont occupés d'auscultation.

Il ne faudrait pas croire que ces bruits ne sont intéressants qu'à titre de curiosité ; il est loin d'en être ainsi. Nous verrons, dans les observations que je rapporte, qu'ils ont donné lieu à de fréquentes erreurs de diagnostic, qu'ils ont fait croire à une maladie soit de l'endocarde, soit du péricarde, lorsqu'il ne s'agissait que d'une disposition anatomique particulière des poumons et du cœur, ou de lésions pulmonaires limitées, temporaires, et le plus souvent sans gravité. Il importe donc beaucoup dans la pratique d'établir pendant la vie le siége exact de ces bruits insolites de la région précordiale ; leur existence n'est pas douteuse, mais leurs caractères propres ne sont pas assez nettement établis pour permettre de porter dans tous les cas un diagnostic précis.

Tous sont dus aux mouvements systoliques et diastoliques du cœur et des gros troncs vasculaires ; ils peuvent siéger :

1° Dans la plèvre ;

2° Dans une portion du poumon malade (caverne, bronchite, congestion..., etc.);

3° Dans une portion de poumon sain.

Nous allons maintenant étudier successivement chacun de ces trois groupes :

I.

BRUITS ANORMAUX DE LA CAVITÉ PLEURALE PRODUITS PAR LES MOUVEMENTS DU CŒUR.

Les bruits qui composent ce premier groupe sont de beaucoup les mieux connus, et, quoique les observations complètes soient rares, ils n'en ont pas moins été signalés par quelques auteurs comme des phénomènes d'auscultation peu habituels et pouvant induire le médecin en erreur.

M. Barth a publié un article dans *l'Union médicale*, année 1850, sous ce titre :

« De quelques phénomènes rares d'auscultation, ou de l'altération des bruits du cœur par les maladies de la plèvre, et de la production de bruits anormaux dans la cavité pleurale par les mouvements et les contractions de ce viscère. »

Il rapporte une observation dans laquelle on lit la phrase suivante :

« En avant, près de la région précordiale, on constate un bruit de frottement synchrone avec les mouvements du cœur. »

Dans les jours qui suivirent, survint un épanchement pleurétique manifeste.

« Un autre phénomène digne de remarque, dit M. Barth en terminant cette observation, c'est le bruit de frottement synchrone avec les mouvements du cœur qui fut entendu pendant les premiers jours près de la région précordiale, sans avoir été précédé ni suivi d'aucun signe de péricardite. Nous pensons que ce bruit avait son siége dans la plèvre et qu'il était produit par les mouvements du cœur, faisant frotter le feuillet pleural du péricarde sur celui qui tapisse la paroi antérieure et interne de la poitrine.

« Ce qui tend à prouver la réalité de ce mécanisme, c'est la durée passagère de ce frottement qui se manifeste au commencement de la pleurésie, lorsque les lames de la plèvre, revêtues de fausses membranes, sont encore en contact, et qui disparaît, quand le liquide épanché devenu plus abondant éloigne l'un de l'autre les deux feuillets séreux. »

« Ce fait est assurément fort rare ; je n'en connais qu'un autre exemple mentionné par le Dr Stillé, de Philadelphie. Si de nouvelles observations, suivies surtout du contrôle de l'autopsie, venaient le confirmer, il faudrait en conclure qu'un bruit de frottement synchrone avec les mouvements du cœur n'est pas toujours un signe certain de péricardite, quand il n'y a pas d'autres indices d'inflammation de l'enveloppe séreuse du cœur (voussure, matité précordiale), et quand il existe, au contraire, des signes évidents de pleurésie. »

Il m'a été impossible de me procurer le livre dans lequel se trouve l'observation de Stillé.

Dans leur traité d'auscultation, au diagnostic différentiel du frottement péricardique, MM. Barth et Roger rappellent l'observation dont nous venons de parler.

« Il est cependant, disent-ils, un cas où le diagnostic pourrait présenter une difficulté réelle : l'un de nous a publié une observation de pleurésie dans laquelle les mouvements du cœur déterminaient entre les deux feuillets voisins de la plèvre un frottement qui coïncidait chaque fois avec la systole ventriculaire. On conçoit qu'il serait alors possible de prendre pour un frottement du péricarde un bruit anomal qui aurait, en réalité, son siége dans la plèvre. Mais les faits de ce genre sont infiniment rares, et l'absence de tout autre signe de péricardite dissiperait bientôt toute incertitude. »

Stokes connaissait aussi la possibilité de ces bruits pleuraux dus aux mouvements du cœur, et, dans son traité des maladies du cœur et de l'aorte (traduction de

Senac, page 29), on trouve sur ce sujet une page entière que nous reproduisons ici : « *Modifications du bruit de frottement par une pleurésie du côté gauche.* — Ces modifications ne se rapportent point, à proprement dire, aux phénomènes acoustiques de la péricardite ; ils consistent dans l'apparition simultanée de bruits semblables à ceux de cette maladie, mais qui se passent dans la plèvre ; aussi leur rhythme est différent, et correspond au mouvement du poumon. »

« Il est possible qu'il existe tel ensemble de circonstances où, lorsque la plèvre donne lieu dans ses mouvements ascendants et descendants à un bruit de frottement double, il s'en produise un troisième par le choc du cœur contre la plèvre correspondante. Il y aurait ainsi trois frottements. On se demandera également si le troisième bruit, qui se rencontre si rarement, n'est point quelquefois double : il en est quelquefois ainsi, en effet, du choc du cœur ; dans ce cas, il pourrait y avoir quatre bruits de frottement pleuraux. Enfin, il serait possible de trouver six bruits de frottement, lorsqu'il y a à la fois une péricardite et une pleurésie. De ces six bruits il y en aurait deux qui se rapporteraient aux mouvements de la plèvre, deux au choc du cœur sur la plèvre, et les deux derniers seraient dus aux frottements intra-péricardiaques. »

« Nous avons observé, il y a plusieurs années, à l'hôpital de Meath, un malade chez lequel le choc du cœur contre la plèvre donnait lieu à des bruits pathologiques. Outre les signes ordinaires de la pleurésie, il y avait un bruit de frottement double, ascendant et descendant, et un troisième frottement qui s'accompagnait de vibrations sensibles à la main ; ce dernier phénomène était synchrone avec l'impulsion cardiaque ; il persistait pendant la suspension des mouvements respiratoires et cessait dès que le malade prenait la position verticale. A l'autopsie, on trouva une très-petite quantité de lymphe non organisée à la face postérieure du cœur, et le péricarde n'offrait aucune des lésions qu'on observe habituellement lorsqu'il y a des bruits de frottement manifestes. La plèvre était couverte d'une couche épaisse de lymphe, granuleuse à sa surface, et de consistance presque cartilagineuse. Nous ajouterons que le cœur avait subi un déplacement et qu'il était refoulé en bas par un emphysème déjà ancien. »

Skoda ne consacre que quelques lignes à cette variété de bruits précordiaux. « Un bruit de frottement, dit-il, qui accompagne les mouvements du cœur, peut aussi dépendre de la présence d'inégalités sur cette portion de la plèvre qui recouvre la partie libre du péricarde. Le murmure résulte alors du frottement de la plèvre qui recouvre cette portion libre du péricarde, soit contre les parois thoraciques, soit contre la surface du poumon. Causé par l'action du cœur, ce murmure coïncide avec un mouvement aussi exactement que s'il était produit dans le péricarde. » Quelques lignes plus loin, Skoda déclare qu'il est impossible de différencier ces bruits pleuraux des véritables bruits de frottement péricardique.

Observation I.

Cette observation est un exemple de frottement pleural synchrone à la systole cardiaque: elle n'a pu m'être communiquée que d'une façon très-incomplète par l'un de mes amis et collègues, toutefois les signes d'auscultation de la région précordiale qui y sont mentionnés ont été écrits sous la dictée du chef de service.

Bruit de frottement pleural, synchrone aux mouvements du cœur, ayant fait croire à l'existence d'une péricardite.

La nommée X..., âgée de 26 ans, couturière, entre à l'hôpital le 2 décembre 1869. Le 8 décembre, cette femme est prise d'une dyspnée continue, avec accès d'étouffement, l'obligeant à se tenir assise sur son lit; le pouls s'élève à 132. Rien à l'auscultation dans la plèvre; râles sous-crépitants à la base des deux poumons en arrière, avec un léger degré de matité. Au niveau de la région précordiale on entend un double frottement dont le deuxième pourrait faire croire à un dédoublement du second bruit normal du cœur. Douleur diffuse dans les deux côtés de la poitrine.

Le 10 décembre. Le bruit de frottement a diminué. Les signes fournis le 8 décembre par la percussion et l'auscultation existent aussi en avant où ils sont surtout manifestes dans les grandes inspirations.

Le 12 décembre. Le bruit de frottement double reparaît aussi marqué qu'il l'était le 8 décembre.

Le 15 décembre. Bruits du cœur obscurs; matité dans toute la région précordiale, espèce de frôlement péricardique. Douleur manifeste quand on repousse le diaphragme de bas en haut.

Le 17 décembre. Augmentation des râles sous-crépitants qui existent dans les deux poumons, dyspnée très-intense; crachats sanguinolents.

Cette femme succombe à une congestion avec apoplexie pulmonaire double, le 29 décembre.

L'autopsie a été faite le 31 décembre.

Poitrine. Les deux cavités pleurales renferment 200 grammes environ de liquide séreux.

Le bord antérieur du poumon gauche est maintenu fixé au devant du péricarde par des fausses membranes nombreuses, récentes, cependant assez résistantes. Cette disposition existe au niveau des premiers espaces intercostaux. Une portion du poumon gauche se trouve aussi maintenue fixe au devant du cœur et recouvre les trois quarts de la face intérieure de ce dernier organe. Plusieurs noyaux d'apoplexie, du volume d'un œuf, sont disséminés dans les deux poumons. Le lobe inférieur du poumon droit offre des traces d'hépatisation au troisième degré.

Le péricarde renferme, dans sa cavité, un liquide séreux, dont la quantité peut être évaluée à 50 grammes. Au niveau du bord gauche du cœur, près de la base, on trouve une fausse membrane petite, blanchâtre, très-lisse, résistante, ayant 6 ou 8 millimètres de longueur sur 3 ou 4 de largeur. Elle est adhérente par une de ses extrémités au péricarde viscéral, et libre par l'autre.

Le cœur est volumineux; les parois du ventricule gauche sont épaissies; les orifices et les valvules sont sains.

Les lésions les plus graves existent du côté des reins. Tous deux sont petits, atrophiés. Une partie de la substance corticale se laisse déchirer lorsqu'on enlève la capsule fibreuse. Des îlots, d'un blanc jaunâtre, très-nombreux, existent à la surface du parenchyme rénal. A la coupe, cette coloration jaunâtre occupe la presque totalité de la substance corticale. L'examen microscopique dévoile une infiltration granulo-graisseuse des cellules épithéliales des tubuli rénaux.

Pendant la vie, on crut chez cette malade à une péricardite dont l'existence ne fut pas mise en doute un seul instant, et pourtant, je n'ai trouvé, à l'autopsie, qu'une petite fausse membrane décrite plus haut, due à une péricardite ancienne, et ne pouvant produire aucune espèce de bruit anormal. A la partie antérieure de la face interne du poumon, la plèvre était recouverte de fausses membranes rugueuses récentes, contre lesquelles le cœur était projeté à chaque systole ventriculaire, et produisait ainsi le bruit du frottement qui avait donné lieu à une erreur de diagnostic.

Il est pour moi de toute impossibilité de trouver autre part que dans l'existence de cette pleurésie circonscrite, la cause du bruit de frottement entendu chez cette femme.

Je suis intimement convaincu que l'erreur signalée

dans cette observation est beaucoup plus fréquente qu'on ne le pense. Un bruit de frottement coïncidant avec la contraction ventriculaire n'est pas fatalement un signe de péricardite. Aussi, doit-on toujours songer, lorsque l'on perçoit ce phénomène stéthoscopique, à une pleurésie, souvent circonscrite et limitée à la plèvre qui se trouve placée au-devant du péricarde.

Comment pourra-t-on dans la plupart des cas, sinon dans tous, éviter une erreur de diagnostic ?

En général, précédé ou accompagné d'une douleur thoracique toujours vive, ce bruit de frottement est extrêmement superficiel et d'une intensité variable. Il s'entend principalement à la partie moyenne de la région précordiale, dans un point assez éloigné du sternum. Presque toujours unique et coïncidant alors avec la systole ventriculaire, il accompagne bien plus rarement la diastole que le véritable frottement péricardique. Très-près de lui, souvent dans l'endroit même où il existe, on trouve une sonorité manifeste qui révèle la présence du poumon. Dans un grand nombre de cas, son apparition est suivie d'un épanchement de liquide dans la cavité pleurale. Il disparaît alors pour être entendu de nouveau lorsque le liquide est résorbé. Souvent permanent, il cesse parfois pendant chaque inspiration pour se produire de nouveau à toutes les contractions ventriculaires qui coïncident avec l'expiration. Ce rhythme particulier s'explique aisément par le rapprochement des parois thoraciques à chaque expiration.

Il faudra rechercher avec soin si ce bruit de frottement ne se produit pas aussi dans les mouvements respiratoires, dans les grandes inspirations en particulier. Dans ce cas, le diagnostic deviendrait en effet, beaucoup plus facile à établir malgré la multiplicité des bruits. On ne devra donc pas oublier d'ordonner au malade de faire de très-larges inspirations, qui permettront d'entendre dans le cas de pleurésie, un frottement coïncidant avec les mouvements ascendants et descendants de la plèvre.

Lorsqu'un frottement synchrone à la contraction ventriculaire se montrera en dehors de tout autre phénomène de péricardite, avec les caractères et dans les conditions que nous venons d'indiquer, on devra plutôt croire à l'existence d'une pleurésie.

II.

BRUITS SE PASSANT DANS LE POUMON MALADE ET DUS AUX MOUVEMENTS DU CŒUR.

Laënnec, dans la partie de son Traité d'auscultation consacrée aux maladies de l'appareil circulatoire (tome III, page 106), mentionne seulement la possibilité de bruits anomaux se passant dans un poumon malade et déterminés par les battements du cœur : « La pression exercée, dit-il, par la diastole du cœur sur le poumon peut encore déterminer une crépitation dans le cas d'emphysème pulmonaire ou interlobulaire, et souvent une variété de râle muqueux fort analogue au cri du cuir, quand il y a un peu de mucosité dans les bronches. »

Un médecin anglais, Richardson, a publié sous le titre de crépitation pulmonaire pulsatile, un phénomène stéthoscopique ressemblant assez à ceux qui vont maintenant nous occuper. Les malades dont l'auteur anglais rapporte l'histoire, étaient tous atteints, comme nous le verrons plus loin, de bronchite chronique ou de tuberculisation.

Richardson, à tort selon nous, ne fait jouer aucun rôle à la lésion pulmonaire, dans la production de la crépitation pulsatile. C'est pour nous conformer à cette pensée du médecin anglais que nous placerons son travail très-intéressant à côté des bruits dus aux mouvements du cœur et siégeant dans un poumon sain, bruits qui forment notre troisième et dernier groupe.

En dehors de la phrase de Laënnec et de la publication de Richardson, les recherches que j'ai faites ont été à peu près infructueuses; aussi cette seconde partie de notre thèse ne comprendra guère que des observations qui nous sont personnelles, et que nous allons rapporter immédiatement.

OBSERVATION II.

Caverne très-étendue occupant le lobe supérieur du poumon gauche. Gros râles humides déterminés par le choc du cœur contre cette cavité pulmonaire. Mort. Autopsie.

La nommée Allard (Philomène), âgée de 22 ans, domestique, demeurant rue des Haies, entre le 22 juillet 1868 à l'Hôtel-Dieu, salle Sainte-Anne, lit nº 16, service de M. le Dr Vigla. Cette fille présente tous les signes d'une tuberculisation au troisième degré. Du côté gauche et en avant, la percussion et l'auscultation font reconnaître une caverne très-étendue, correspondant aux trois premiers espaces intercostaux. En même temps que le gargouillement dû aux mouvements respiratoires, l'oreille perçoit un certain nombre de gros râles humides lors de chaque contraction ventriculaire. Lorsque l'on ordonne à la malade de ne plus respirer, on entend très-manifestement ces mêmes râles humides au niveau du troisième espace intercostal, près du sternum, accompagnant chaque systole du cœur.

Pendant tout le temps que la malade peut suspendre sa respiration, les mêmes phénomènes d'auscultation persistent; ils deviennent moins nets, lorsque les mouvements respiratoires se rétablissent, se confondant alors en partie avec le gargouillement et les autres signes de la cavité pulmonaire.

Cette malade meurt deux jours après son entrée, le 24 juillet, et, pendant ces deux jours, l'examen fait à plusieurs reprises, révéla les mêmes signes stéthoscopiques.

L'autopsie fut faite trente-six heures après la mort, et les rapports du cœur avec le poumon gauche furent l'objet d'un examen particulier. Le bord antérieur du poumon recouvrait le péricarde, suivant une ligne oblique de bas en haut et de gauche à droite, de telle sorte que la face antérieure du cœur, l'aorte et l'artère pulmonaire à leur origine étaient séparées des parois thoraciques par une épaisseur de poumon assez considérable. Cette lame de poumon, infiltrée de tubercules, à divers états, était maintenue dans cette position par des adhérences intimes, unissant les deux feuillets pleuraux entre eux et au péricarde. Près de la base du cœur, on trouvait une caverne très-étendue, incomplétement remplie par du pus, remontant en haut jusqu'au sommet du poumon.

L'autopsie venait, comme on le voit, révéler une disposition favorable pour la production des bruits entendus pendant la vie : adhérence intime du péricarde et des deux feuillets pleuraux, maintenant au-devant du cœur une portion considérable du poumon gauche ; existence d'une caverne remplie d'air et de liquide dans cette partie du poumon ; le péricarde offrait son aspect habituel, le cœur avait son volume normal et ne présentait aucune lésion valvulaire.

OBSERVATION III.

Caverne très-étendue occupant le lobe supérieur du poumon gauche. Gros râles humides déterminés par le choc du cœur contre cette cavité pulmonaire.

La nommée Perrier (Hortense), âgée de 28 ans, couturière, demeurant à Ménilmontant, 34, est entrée à l'Hôtel-Dieu, salle Saint-Joseph, service de M. le Dr Hérard. Cette femme d'une bonne santé habituelle, a commencé à tousser il y a huit mois seulement : elle présente actuellement tous les signes physiques d'une tuberculisation au troisième degré. A gauche et en avant on trouve une cavité très-étendue qui descend jusqu'au troisième espace intercostal. En auscultant la région précordiale on entend, commé dans l'observation précédente, des râles humides à chaque systole ventriculaire, mêlés aussi au gargouillement dû aux mouvements respiratoires. Mais, en ordonnant à la malade de suspendre sa respiration, on entend dans un point assez limité, au niveau de la troisième côte, près du sternum, de gros râle humides synchrones à chaque systole du cœur.

Ce fait est exactement semblable à celui qui précède. Il est de toute évidence qu'une caverne s'étend au-devant du cœur qui vient battre contre elle et y fait naître de gros râles humides, un véritable gargouillement. Les mêmes lésions pulmonaires et les mêmes rapports avec le cœur doivent exister. Dans les premiers mois de sa phthisie, cette femme a éprouvé pendant assez longtemps des douleurs vives à la partie supérieure du côté gauche de la poitrine, douleurs qui sont sans doute causées par une pleurésie limitée qui maintient d'une façon permanente le poumon gauche au-devant de l'organe central de la circulation.

OBSERVATION IV.

Cette observation m'a été communiquée par mon excellent ami le Dr Duguet, chef de clinique de la Faculté.

Pièce de cinquante centimes fixée dans la bronche droite. Pneumonie catarrhale généralisée. Foyer gangréneux considérable du poumon gauche. Gargouillement déterminé par le choc du cœur contre cette cavité.

Delpech, employé de commerce, âgé de 52 ans, est entré le 26 octobre 1868 à l'Hôtel-Dieu, service de clinique, salle

Sainte-Jeanne, lit n° 33. Le soir même de son entrée à l'hôpital, le malade répand une odeur tellement forte et fétide, qu'en entrant dans la salle, on peut reconnaître de suite qu'il est atteint d'une gangrène pulmonaire. Il fallait en outre déterminer la nature et le siége de cette gangrène. Le malade avait éprouvé dès le début de sa maladie une douleur assez vive, exagérée par la pression au-dessus et à gauche de la région du cœur. Le jour de son entrée, la percussion révèle à ce niveau une submatité évidente dans l'étendue de deux ou trois travers de doigt : rien à l'auscultation.

Le 28 octobre, la matité qui siége dans l'endroit douloureux est plus marquée ; à ce niveau on entend de nombreux râles sous-crépitants, et, pendant les efforts de toux, tantôt un véritable gargouillement, tantôt un souffle amphorique si marqué qu'il rappelle celui du pneumothorax.

Le 28 et les jours suivants, même état.

Le 2 novembre, le pouls toujours faible est à 92 avec plusieurs intermittences ; pas de chaleur à la peau, pas de diarrhée : facies altéré.

La respiration est rude des deux côtés des poumons et comme un peu soufflante ; elle est accompagnée de râles sous-crépitants de tout volume disséminés dans la poitrine. A trois centimètres à peu près en dedans et un peu au-dessus du mamelon, le gargouillement est très-marqué ; il se produit à chaque mouvement respiratoire, et de plus dans l'intervalle, à *chaque pulsation cardiaque* jusqu'au-dessous du mamelon. Il est de la dernière évidence qu'une grande caverne pulmonaire repose sur la base et le côté gauche du cœur.

La mort a lieu dans cet état, presque subitement, le 3 novembre à quatre heures du soir.

Autopsie le 5 novembre à dix heures du matin. En ouvrant la cavité thoracique, on trouve le poumon droit légèrement affaissé, tandis que le gauche reste adhérent, dans les deux tiers supérieurs, à la paroi thoracique antérieure. Lorsqu'on veut enlever le poumon gauche, on trouve des adhérences très-intimes à la paroi costale dans ses deux tiers antéro-supérieurs, dans une étendue de 12 à 13 centimètres en hauteur sur 8 à 9 en largeur. A ce niveau la plèvre n'existe plus, et en rompant les adhérences, on tombe dans une grande cavité anfractueuse, à parois irrégulières, déchiquetées, formées par le tissu pulmonaire en lambeaux grisâtres, à odeur extrêmement fétide. Cette cavité énorme contient une matière boueuse, grisâtre, rappelant l'expectoration du malade.

Pas de traces de tubercules.

En ouvrant la bronche droite, on trouve une pièce d'argent de cinquante centimes, placée transversalement à l'entrée de la bronche, de façon à présenter une face antérieure et une face postérieure, et maintenue enchâssée dans la muqueuse bronchique.

Le péricarde et le cœur sont normaux. Rien dans les ventricules ni dans les oreillettes : rien aux orifices ni aux valvules. Les artères aorte et pulmonaire sont saines.

Cette observation, ainsi que les deux précédentes, n'ont besoin d'aucun développement : elles sont les preuves manifestes de bruits anormaux produits par le choc du cœur contre une portion du poumon malade.

OBSERVATION V.

Phthisie pulmonaire. Pneumothorax. Tintement métallique coïncidant avec chaque systole cardiaque.

Le 18 septembre 1865, est entré à Necker, salle Saint-Ferdinand, service de M. le Dr Potain, le nommé Jean-Nicolas, âgé de 37 ans, charron. Il présente tous les signes d'une tuberculisation au 3e degré.

Le 29 novembre, en faisant un mouvement dans son lit, il est pris d'une dyspnée considérable et d'une douleur vive dans le côté gauche de la poitrine. A la visite du matin, le malade est obligé de rester assis sur son lit ; il respire fréquemment et péniblement. — Pouls 120. — On constate tous les signes d'une perforation pulmonaire : sonorité exagérée de toute la poitrine ; souffle amphorique ; tintement métallique, etc. Mais le tintement métallique qu'on entend dans le côté gauche de la poitrine accompagne chaque systole ventriculaire, de sorte que chaque contraction du cœur produisait un bruit semblable à l'éclatement sonore d'une bulle unique. L'examen, fait à plusieurs reprises, révéla les mêmes phénomènes stéthoscopiques. Le malade succomba le 1er décembre.

Autopsie faite le 3 décembre.

En ouvrant la poitrine, on trouve la cavité pleurale gauche largement ouverte et remplie d'air. Le poumon du même côté est affaissé et accolé au péricarde, contre lequel il est maintenu par des adhérences anciennes, très-étendues et très-solides. En arrière, le poumon gauche est en contact avec la paroi thoracique avec laquelle il a contracté des adhérences très-lâches à la partie moyenne, plus étendues et plus solides au sommet. Une fausse membrane ancienne, située à la partie antérieure du lobe supérieur a été tiraillée de façon à faire une large et longue bride, une sorte de mésentère auquel le poumon est suspendu.

Le poumon droit n'est pas affaissé ; il est maintenu contre la paroi costale antérieure par des adhérences assez solides. Le cœur se trouve refoulé contre ce poumon et placé derrière le sternum dont il est séparé par la cavité pleurale gauche distendue.

Dans la cavité pleurale gauche il existe environ 200 grammes de sérosité citrine un peu louche, à la surface de laquelle on remarque quelques bulles gazeuses au moment même où l'on ouvre la poitrine.

En insufflant de l'air par la trachée, tout en laissant les organes thoraciques en place, on peut voir le poumon gauche se distendre légèrement et de l'air sortir par une ouverture située en arrière et qu'il est impossible de voir.

Après avoir enlevé les poumons et le cœur, on trouve, sur le bord postérieur du poumon gauche, à l'union du tiers supérieur avec les deux tiers inférieurs, une petite ouverture fistuleuse, arrondie, de 0,002 millimètres de diamètre. Cette ouverture, sans saillies ni enfoncement, est entourée dans une assez grande étendue, surtout dans la partie située au-dessus, de couches pseudo-membraneuses opaques, récentes, d'un gris jaunâtre, imprégnées de pus. A ce niveau il n'y avait pas d'adhérence du bord postérieur du poumon avec les parois costales ; il y avait simple contact, simple accolement.

Avec cette disposition constatée à l'autopsie, on pourrait expliquer de la façon suivante la production du tintement métallique à chaque systole ventriculaire. A chaque contraction cardiaque, le cœur attirait en avant le poumon gauche qui lui attirait intimement et permettait ainsi à l'air de s'introduire plus facilement dans la cavité pleurale par la fistule accolée aux parois thoraciques. Il y avait, à ce moment, explosion d'une bulle qui recommençait à chaque systole. Ce tintement métallique n'était pas dû au premier bruit normal du cœur retentissant dans la cavité pleurale distendue par l'air ; le tintement ne coïncidait pas exactement avec le premier bruit du cœur, il le suivait plutôt ; d'ailleurs ce tintement métallique s'entendait surtout en dehors et en arrière, ce qui n'eût pas eu lieu s'il se fût agi du retentissement des bruits cardiaques qui s'entendaient presque exclusivement en avant.

Dans le cas de bronchite généralisée, l'auscultation de la partie antérieure gauche de la poitrine m'a permis d'entendre à diverses reprises des râles sibilants et ronflants, accompagnant non-seulement les mouvements respiratoires, mais coïncidant aussi avec chaque systole ventriculaire, de sorte que le premier bruit du cœur était accompagné d'une façon constante d'un bruit musical exactement semblable aux ronchus de la bronchite et qui disparaissait avec eux. Or, des faits de ce genre sont peut-être les meilleures preuves en faveur de la producduction de bruits par les mouvements du cœur dans un poumon malade ; car il est impossible de donner une autre interprétation à ces phénomènes stéthoscopiques.

OBSERVATION VI.

Fièvre typhoïde. Congestion pulmonaire. Bruits précordiaux siégeant dans le poumon et isochrones aux battements du cœur.

Le nommé Chavignon (Jean), âgé de 16 ans, maçon, demeurant rue Domat, 4, entré le 18 novembre 1868 à l'Hôtel-Dieu, service de M. le Dr Vigla.

Ce jeune garçon avait toujours joui d'une bonne santé jusqu'à l'âge de 12 ans. A cette époque il eut une affection thoracique, occupant le côté gauche, qui lui fit garder le lit pendant quinze jours et sur laquelle il est impossible d'avoir des renseignements bien précis. Depuis ce moment, il dit avoir éprouvé à plusieurs reprises des palpitations pénibles, et avoir eu pendant un an les jambes enflées jusqu'au genou. Jamais de rhumatisme articulaire. Il n'a jamais été souffrant depuis son arrivée à Paris au commencement de 1866 ; pas de dyspnée malgré l'exercice continuel de sa pénible profession.

Vers le 12 ou 15 novembre, ce jeune homme éprouve de la courbature, de la céphalalgie, et a plusieurs épistaxis. Ne voyant aucune amélioration de son état, le 18 novembre il se décide à entrer à l'hôpital.

Le jour de son entrée, on constate le début très-probable d'une fièvre typhoïde; rien dans les divers organes et en particulier du côté du cœur, qui a été examiné avec soin. Les phénomènes morbides qui suivirent confirmèrent le diagnostic; je ne les mentionnerai pas, puisqu'ils sont inutiles à notre sujet. Je ne parlerai que de ce qui se rapporte à cette thèse.

Le 28 novembre. Dyspnée notable; état fébrile plus élevé que la veille; résonnance faible à la base des deux poumons; râles ronflants et sibilants nombreux et généralisés; râles sous-crépitants fins à la base des deux poumons. Aucune douleur thoracique spontanée. Application de 60 ventouses sèches et prescription d'un julep gommeux avec 15 centigrammes de kermès.

Le 29 novembre. Pouls 110, petit, régulier; peau chaude à la main; l'état général est le même que la veille; râles sous-crépitants plus abondants.

Le 30 novembre. Même état; mais, en auscultant la partie

antérieure de la poitrine, on entend, au niveau de la région précordiale un bruit anormal très-superficiel existant au niveau de la pointe du cœur dans le quatrième espace intercostal, bruit synchrone avec chaque systole ventriculaire. Ce bruit existe dans une étendue à peu près de 3 centimètres carrés. Il est très superficiel, disparaît complétement sans transition dès qu'on s'éloigne du quatrième espace intercostal ; il rappelle à l'oreille un bruit de crépitation, une sorte de froissement pleural. Lorsque le malade fait une inspiration exagérée, on entend en même temps, au même endroit, de nombreux râles sous-crépitants assez fins, semblables à ceux qui existent en arrière à la base des deux poumons. Ils masquent en partie le bruit particulier, synchrone aux mouvements du cœur que l'on entend dans le quatrième espace intercostal.

Le pouls est petit, mais toujours régulier ; aucune tendance à la syncope. La dyspnée n'est pas plus intense que la veille, et l'état du poumon est suffisant pour l'expliquer. Le cœur est examiné avec soin ; pas d'épanchement dans la cavité du péricarde ; la matité précordiale mesure 6 centimètres carrés environ ; la pointe bat dans le cinquième espace intercostal, en dedans du mamelon. Dans le quatrième espace intercostal où l'on entend le bruit anormal synchrone à la systole ventriculaire, on trouve un léger degré de sonorité, manifeste surtout lorsqu'on la compare à la matité précordiale.

1er décembre. Même état, même bruit anormal, avec les mêmes caractères ; râles muqueux à la partie antérieure de la poitrine, lors des grandes inspirations et ne s'entendant pas dans les respirations ordinaires.

Le 2 et 3 décembre. Dyspnée notablement diminuée ; les mêmes phénomènes d'auscultation existent toujours ; les râles sous-crépitants moins nombreux.

Le 4 décembre. Dyspnée peu intense ; les bruits qui accompagnent chaque systole du cœur s'entendent dans une moins grande étendue et avec une intensité moindre.

Le 5 décembre. Même état que la veille.

Le 6 décembre. Dyspnée presque nulle ; on n'entend aucun bruit anormal au niveau de la région antérieure gauche de la poitrine.

Les jours suivants le malade marche rapidement vers la guérison. Toute espèce de bruit anormal a cessé complétement au niveau de la région précordiale. L'auscultation du cœur fut pratiquée avec soin et à diverses reprises pendant le reste du séjour du malade à l'hôpital, et la crépitation et le froissement entendus le 30 novembre et pendant les premiers jours de décembre, n'ont jamais reparu.

Dans cette observation, le bruit anormal synchrone avec le choc du cœur entendu à une certaine période de la fièvre typhoïde pendant cinq ou six jours, pouvait faire croire à une péricardite.

M. Vigla a hésité pendant les deux premiers jours sur la cause véritable de ce bruit. Tout d'abord, il a pensé à une péricardite, puis, en l'absence de tout autre signe physique, de tout autre trouble fonctionnel, il a rejeté cette première idée pour croire à une pleurésie sèche limitée à la région gauche et antérieure du thorax. Le choc du cœur sur les fausses membranes aurait déterminé un bruit de frottement semblable aux bruits dont nous avons déjà parlé.

Je me demande s'il ne serait pas possible d'interprêter le fait d'une autre façon. Toute idée de péricardite doit être évidemment écartée, malgré le siége de ces bruits. Nous avions affaire à un garçon entré pour une fièvre typhoïde pris vers le douzième jour de congestion pulmonaire, occupant aussi le bord antérieur du poumon gauche, puisqu'à chaque grande respiration on entendait tout le long du sternum des râles sous-crépitants assez abondants. Pourquoi ne pas admettre que le cœur, recouvert par une portion du poumon, comme le démontrait la percussion en venant frapper contre elle, ne puisse déterminer aussi un bruit particulier, une sorte de crépitation qui, pour l'oreille, se rapprocherait du frottement péricardique. Au lieu d'une grande cavité comme dans les observations précédentes, nous avions des vésicules pulmonaires et de petites ramifications bronchiques contenant du liquide et de l'air : l'organe central de la circulation, en venant frapper contre elles, chassait l'air et le liquide qui s'y trouvaient contenus et produisait ainsi le bruit insolite entendu dans le cours de la maladie.

OBSERVATION VII.

Cette observation est en tout semblable à la précédente ; aussi, ne la rapporterai-je que très-brièvement.

Bruits précordiaux siégeant dans le poumon et dus aux mouvements du cœur, dans le cours d'une fièvre typhoïde.

Le 11 septembre 1868, est entré le nommé Rormann, âgé de 17 ans, exerçant la profession de frappeur, demeurant rue de Meaux, 26, pour une fièvre typhoïde. On constate en même temps tous les signes physiques d'un rétrécissement aortique ancien et d'une hypertrophie consécutive du cœur.

Vers le douzième ou quinzième jour de sa fièvre typhoïde, il fut pris de congestion pulmonaire double. L'auscultation de la partie antérieure de la poitrine permet de constater la présence de râles sous-crépitants nombreux à chaque inspiration. Lorsqu'on ordonne au malade de suspendre tout mouvement respiratoire, on entend, au niveau de la troisième côte et du quatrième espace intercostal, sur la ligne mammaire, un bruit anormal coïncidant avec chaque contraction ventriculaire, rappelant à l'oreille une sorte de crépitation fine et humide. A ce point on trouvait de la sonorité très-marquée, révélant la présence d'une lame de poumon sous-jacente.

Les mêmes signes stéthoscopiques de la région précordiale persistèrent avec les mêmes caractères pendant sept à huit jours. Ils disparurent complétement avec les râles nombreux qui existaient dans les deux poumons, et, lors de la sortie du malade, le souffle au premier temps et à la base était le seul bruit anormal qu'on pût percevoir en auscultant le cœur.

Rien dans la symptomatologie n'avait pu faire croire à une péricardite.

Je n'ajouterai aucune réflexion à cette observation. Celles de la précédente peuvent lui être appliquées.

Les bruits pulmonaires que nous venons d'étudier, et qui forment le second des groupes que nous avons établis en commençant, sont intéressants à plus d'un titre : d'abord comme phénomènes stéthoscopiques rares, puis comme servant à établir, d'une façon non douteuse, la possibilité des bruits pulmonaires dus aux mouvements du cœur. Leur connaissance peut en outre servir à éviter des erreurs de diagnostic assez fréquentes.

Lorsqu'on se trouve en présence de faits semblables à ceux consignés dans les observations II, III et IV, il est bien certain qu'il ne peut exister aucun doute. On n'hésitera pas à placer dans le poumon ces gros râles humides qui, au niveau d'une caverne, coïncident avec la contraction ventriculaire.

Leur mécanisme est facile à comprendre : nous n'y insisterons pas davantage.

Nous pouvons en dire autant du tintement métallique de l'observation V et des râles sibilants et ronflants, accompagnant chaque systole cardiaque, et que nous avons seulement mentionnés.

Les observations VI et VII offrent des difficultés plus sérieuses. Le bruit insolite perçu au niveau de la région précordiale, donnant à l'oreille la sensation d'une sorte de froissement entre fausses membranes molles et humides, et coïncidant avec la systole du cœur, pourrait faire croire à une péricardite. Il faut donc songer à la possibilité d'une pareille erreur, et, pour l'éviter, je renvoie à ce que j'ai dit en terminant l'étude des bruits de frottements pleuraux déterminés par les mouvements du cœur. Les signes de bronchite, de congestion, d'œdème pulmonaire remplaceront les signes de pleurésie. Je rappellerai ici de nouveau qu'en faisant faire de grandes inspirations au malade, on entend des râles humides plus ou moins nombreux, indiquant et la présence et l'état du poumon, et pouvant ainsi servir pour leur part à exclure l'idée d'une péricardite

III

BRUITS DUS AUX MOUVEMENTS SYSTOLIQUES ET DIASTOLIQUES DU CŒUR ET DES GROS VAISSEAUX, ET SIÉGEANT DANS UNE PORTION DU POUMON SAIN.

Ces bruits pulmonaires, qui forment la troisième partie de notre thèse, sont de beaucoup les plus intéressants.

Laënnec en fait mention dans son *Traité d'auscultation des maladies du cœur* (tome III, page 105), sans toutefois leur accorder l'importance qu'ils méritent réellement. Voici, en effet, ce que dit Laënnec :

« Enfin, il est deux circonstances dans lesquelles un observateur inexpérimenté pourrait croire à l'existence d'un bruit de soufflet, sans qu'elle fût réelle. Chez quelques sujets, les plèvres et les bords antérieurs des poumons se prolongent au devant du cœur et le recouvrent presque entièrement. Si l'on explore un pareil sujet au moment où il éprouve des battements de cœur un peu énergiques, la diastole du cœur, comprimant ces portions de poumon et en exprimant l'air, altère le bruit de la respiration de manière à ce qu'il imite plus ou moins bien celui d'un soufflet ou d'une râpe à bois douce. Mais, avec un peu d'habitude, il est très facile de distinguer ce bruit du bruit de soufflet donné par le cœur lui-même : il est plus superficiel ; on entend au-dessous le bruit naturel du cœur ; et, en recommandant au malade de retenir pendant quelques instants sa respiration, il diminue beaucoup ou cesse presque entièrement. »

Laënnec connaissait évidemment cette variété de bruits pulmonaires ; mais il avait tort en disant qu'un observateur inexpérimenté seul pourrait être induit en erreur, et, plus loin, qu'il est très-facile de les reconnaître. Nous verrons bientôt, en effet que leur diagnostic présente parfois des difficultés insurmontables, et que, dans bon nombre de cas, ils ont induit en erreur des médecins très-expérimentés.

Ces bruits ont été aussi signalés par plusieurs auteurs anglais, qui en rapportent des observations fort intéressantes. Mon excellent collègue et ami, M. Herbert, a bien voulu m'aider dans la lecture de ces travaux anglais, que je vais rappeler le plus brièvement possible.

Richardson présenta plusieurs observations, en 1854, à la Société médicale de Londres, qu'il publia ensuite en 1860, dans le *Medical Times*, sous le titre suivant : *Bruits entendus à l'auscultation et produits par l'action du cœur sur le poumon.*

En 1862, Richardson, ayant reconnu que non-seulement le cœur, mais aussi n'autres organes, doués de battements, pouvaient produire les mêmes bruits, donne à ce phénomène stéthoscopique le nom de crépitation pulmonaire pulsatile, qu'il définit : « Un seul signe d'auscultation dans lequel, sans pneumonie ni tubercules, un bruit crépitant, en rapport avec le pouls, est perçu par l'oreille. »

J'ai dit précédemment que les travaux publiés par Richardson ressemblaient en tous points aux observations VI et VII de notre thèse, et auraient dû être de préférence placés à côté d'elles. En effet, dans tous les cas qu'il rapporte, les malades étaient atteints de tuberculisation et de bronchite chronique. « Les cas dans lesquels, dit-il, se trouve ce bruit, ont tous ceci de commun, c'est l'existence d'une affection thoracique. Dans deux des cas cités, il y avait des lésions cardiaques étendues : dans l'un, murmure mitral et signes d'hypertrophie de tout le cœur ; dans l'autre, les indications physiques paraissaient démontrer une maladie mitrale ou aortique, accompagnée aussi d'une hyperthrophie considérable. Dans les autres cas, l'appareil circulatoire paraissait être sain. Dans tous les cas, il y avait les signes d'une maladie pulmonaire ; deux des malades étaient atteints d'affections bronchiques et d'emphysème, datant de très-longtemps ; les deux autres étaient tuberculeux ; tous offraient les signes certains d'une pleurésie préexistante. »

Ce qu'a entendu Richardson n'est pas un bruit de souffle ; c'est un bruit particulier qui diffère assez de ce que nous connaissons en auscultation et qui se rapprocherait plutôt, sans y ressembler complétement, à la crépitation, au froissement dont nous avons parlé à propos des bruits siégeant dans un poumon malade et produits par les mouvements du cœur.

« Ce n'est, dit l'auteur anglais, ni un frottement, ni un murmure, ni une crépitation ordinaire ; c'est plutôt un bruit rude et craquant, semblable à celui que l'on produit en brûlant du bois ou en déchirant une pièce de calicot. »

Les quatre observations qu'il rapporte sont fort curieuses ; nous allons nous y arrêter un instant et traduire le plus fidèlement possible les parties les plus intéressantes :

« Je fus surpris, dit Richardson, dans sa première observation, en examinant le malade et en auscultant la région précordiale, d'entendre un bruit, non-seulement étranger à cette région, mais aussi tout nouveau pour mon oreille. A 1 pouce au-dessous du mamelon, du côté gauche on entendait un bruit superficiel que l'on pouvait localiser avec l'embouchure du stéthoscope, et qui masquait complétement le premier bruit du cœur. Le moment où il était entendu était aussi particulier ; ce bruit n'était pas constant, et parfois, là même où il était le plus marqué, il pouvait disparaître pendant une révolution complète du cœur ou même pendant plus longtemps, et durant son absence on entendait très-distinctement les deux bruits normaux du cœur. Ce fut son absence périodique qui me permit de trouver sa véritable cause. En cherchant un peu, je vis que ce nouveau bruit était en partie sous l'influence des mouvements respiratoires : lorsque le malade expirait, le nouveau bruit cardiaque était absent; dans les inspirations profondes, il existait pendant toute la durée de ces inspirations et à chaque systole du cœur ; au commencement d'une inspiration ordinaire, il était à peine marqué, à la fin il l'était beaucoup plus; pendant l'expiration il était très-faible, quelquefois même disparaissait complétement. »

Dans les deuxième et troisième observations, le bruit anormal avait les mêmes caractères; pendant l'inspiration il accompagnait chaque contraction ventriculaire et cessait pendant toute la durée de l'expiration.

Dans la quatrième observation, l'organe doué de battements n'était plus le cœur, mais l'aorte; le bruit existait en arrière à gauche de la colonne vertébrale, à la base du poumon du même côté; il était synchrone avec la systole cardiaque, avec le pouls, et on l'entendait seulement pendant l'inspiration.

Après avoir fait connaître ces quatre observations, Richardson termine en disant :

« En analysant les symptômes d'auscultation que je viens de décrire, nous sommes menés à trouver une connexion entre ce bruit et les actes de la respiration et de la circulation. Il ne se produit que dans le voisinage d'un organe pulsatile, tel que le cœur ou une grande artère, et il est amené par l'action de cet organe pulsatile. Par suite, c'est un bruit circulatoire. Mais ce bruit ne peut être entendu que dans la poitrine et seulement quand les poumons sont distendus par l'air. Ce bruit est essentiellement le résultat de deux actes : 1° l'inspiration qui est l'acte prédisposant; 2° le choc, ou pulsation, qui est l'acte déterminant. »

J'ai lu avec intérêt le chapitre dans lequel le médecin anglais traite de la cause et du mécanisme de ce qu'il appelle *crépitation pulmonaire pulsatile*. Avant toute autopsie, et pour se rendre compte de ce phénomène stéthoscopique, il avait supposé qu'une portion du poumon gauche était maintenue au devant du cœur, adhérente au péricarde par une pleurésie antérieure. A chaque systole ventriculaire et pendant l'inspiration, le cœur venait frapper le poumon distendu, et chassant brusquement une certaine quantité d'air des alvéoles pulmonaires, produisait ainsi la *crépitation pulsatile*. Il put faire l'autopsie de deux de ses malades (première et deuxième observations de Richardson); chez l'un il trouva le poumon gauche adhérent au péricarde et recouvrant la moitié gauche du cœur ; chez l'autre, le poumon du même côté était maintenu au devant de l'organe central de la circulation par une bride fibreuse qui le fixait au sternum. La disposition supposée préalablement par Richardson était donc exacte ; restait à savoir si l'air, chassé hors des vésicules pulmonaires, pouvait réellement donner lieu au bruit qu'il avait entendu. Dans ce but, Richardson a fait sur le cadavre l'expérience suivante :

« Après avoir placé, dit-il, un tube dans la trachée, le poumon et le cœur étant encore en place, j'ai prié mon aide d'insuffler les poumons, tandis que je tendais le bord antérieur du poumon gauche dans la position qu'il avait occupée pendant la vie, et le comprimais avec force entre les doigts et le pouce de la même main. Plaçant alors le stéthoscope entre la partie postérieure de ma main et l'oreille, j'ai pu entendre à chaque pression le même bruit que j'avais perçu pendant la vie. »

Richardson cherche plus loin à différencier la crépitation pulmonaire pulsatile du râle crépitant de la pneumonie, des râles humides produits par des tubercules ramollis, du frottement pleural et des petits râles muqueux, Ce n'est pas là, à mon avis, le côté véritablement pratique et difficile du diagnostic de ces bruits pulmonaires. A cause de leurs rapports avec les mouvements du cœur et des gros troncs artériels, on songe tout d'abord à une lésion de l'appareil vasculaire ; et, si l'on a reconnu qu'ils se passent dans le poumon, il est alors facile de déterminer à quelle variété de bruits pulmonaires on a affaire.

C'est à peine si, dans une phrase difficile à interpréter, Richardson parle de la confusion possible entre la crépitation pulmonaire pulsatile et une maladie du cœur, une péricardite par exemple :

« Je pensais tout d'abord, dit-il, que ce bruit pouvait être dû à la fluctuation de qnelque liquide renfermé dans une poche fixée au péricarde ou à la surface externe du cœur, et communiquant avec sa cavité. Ensuite je pensais qu'il pouvait être produit par le dépôt de plaques calcaires sur la surface du péricarde. »

Il termine en disant que c'est un bruit facile à reconnaître et qu'il avait fini par le rendre familier à ceux mêmes qui commençaient l'auscultation.

En résumé, Richardson a entendu et décrit, sous le nom de crépitation pulmonaire pulsatile, un phénomène d'auscultation manifestement lié aux mouvements du cœur et se passant dans le poumon, mais dans le poumon malade. Aussi cette crépitation, sur la nature et les caractères de laquelle je suis encore loin d'être fixé, se rapproche plutôt, comme il a été dit déjà, des bruits étudiés en second lieu. Elle diffère complétement des bruits qui sont produits, dans un poumon sain, par les mouvements du cœur, et qui, d'après les auteurs dont nous allons parler, et surtout d'après nos observations, sont de véritables souffles.

Dans une autre partie du livre de Richardson (*Clinical Essays*), on trouve un long chapitre ayant pour titre : *Du Murmure sous-claviculaire.* L'auteur anglais discute diverses opinions sur l'origine de ce phénomène d'auscultation qui, pour lui, résulte de la compression de l'artère sous-clavière par le muscle du même nom. Je ne m'étendrai pas davantage sur ce murmure sous-claviculaire qu'il a surtout rencontré chez les gens exerçant des professions manuelles dans lesquelles les bras sont jetés en avant et en bas. Je dirai seulement qu'il m'est bien difficile de partager l'opinion de Richardson sur la cause unique de ce murmure sous-claviculaire; je crois que, sous ce nom, il a confondu plusieurs espèces de bruits n'ayant entre eux de commun que leur siége sous la clavicule. Les uns sont très-probablement des murmures veineux se passant dans les troncs brachio-céphaliques; — d'autres, beaucoup plus rares, siégent dans les artères sous-clavières; quelques-uns sont le résultat de la compression du parenchyme pulmonaire par les gros vaisseaux artériels, au moment de leur diastole; — la respiration saccadée, qui n'a peut-être pas d'autre mécanisme, et que l'on rencontre fréquemment à la partie supérieure du thorax, a dû aussi être regardée par Richardson comme une variété du murmure sous-claviculaire. Cette dernière opinion sur la cause du murmure sous-claviculaire est aussi celle d'un médecin anglais, Thorburn, auquel Richardson avait montré un certain nombre de ses malades.

Thorburn s'est beaucoup occupé des bruits respiratoires modifiés par le cœur et les vaisseaux. Il a décrit, sous le nom de Respiration pulsatile (*British medical Journal*, 1862), un bruit de souffle fort, mais sans dureté, synchrone avec la systole ventriculaire.

« Ce souffle, dit Thorburn, que Richardson regarde, à tort, comme étant un murmure sous-claviculaire, ne m'a pas paru avoir de rapports avec une maladie connue; c'est pour moi un bruit respiratoire modifié par le cœur et les gros vaisseaux qui lui communiquent un rhythme cardiaque, ainsi qu'à certains bruits de frottement qui, en réalité, siégent dans la plèvre. Depuis 1857, je me suis convaincu de la réalité de ce bruit et de l'exactitude de l'explication que j'en ai donnée.

Thorburn cite une observation, dans laquelle il crut tout d'abord à une affection cardiaque, parce que ce souffle accompagnait le premier bruit du cœur. Mais sa disparition régulière ne tarda pas à lui faire reconnaître sa véritable nature. Le malade de Thorburn n'avait aucune lésion pulmonaire, et le bruit perçu était un véritable souffle.

Le Dr Ridcliffe-Hal a fait une communication à la Société royale de Londres, au mois de février 1861, sous le titre de Respiration synchrone avec les battements du pouls.

Il entend aussi un bruit anormal sans lésion cardiaque ni maladie thoracique spéciale. « Il le regarde, dit-il, comme produit par l'action du cœur sur une caverne vide, ou bien sur les vésicules pulmonaires, ou encore sur les bronches. »

Un médecin français, M. Woillez, a publié dans *l'Union médicale* (juin 1860) une observation de souffle pulmonaire dû à la diastole aortique. Cette observation porte le titre suivant :

« Sur un cas de difformité thoracique considérable, avec
« déplacement inoffensif de plusieurs organes et signes
« stéthoscopiques particuliers. »

Il s'agit d'un malade chez lequel l'aorte, au lieu d'être en rapport immédiat avec la partie latérale gauche de la colonne vertébrale, en était éloignée de plusieurs centimètres et reposait sur la face interne des côtes et des espaces intercostaux correspondants, de sorte que les pulsations aortiques étaient entendues très-superficiellement dans le dos. Mais les battements étaient loin d'être uniformes et nets.

« Si l'on ordonnait au malade, dit M. Woillez, de suspendre sa respiration, on percevait aussitôt un bruit vasculaire intermittent, régulier et isochrone aux battements du pouls, et qui n'était ni un bruit de souffle, ni un bruit de râpe, ni un simple bruissement artériel, mais un bruit d'un caractère manifestement granuleux, commençant et cessant avec le battement de l'artère, mais sans analogue dans les bruits vasculaires anormaux qui ont été décrits. De plus, si l'on disait au malade de reprendre sa respiration, on percevait, à la fois, le murmure vésiculaire normal et le bruit aortique ; mais, chose singulière, le bruit respiratoire, entendu seulement dans l'inspiration, était manifestement renforcé et comme soufflé au moment du battement artériel, qui cessait alors d'être granuleux. »

Plus loin, M. Woillez donne de ces phénomènes stéthoscopiques l'explication suivante :

« L'aorte, étant écartée en dehors de la colonne vertébrale de plusieurs centimètres, était nécessairement entourée de toutes parts, sauf en arrière, de tissu pulmonaire, car l'on entendait le murmure respiratoire en dedans aussi bien qu'en dehors de l'aorte. Or, au niveau du maximum de la dépression sternale antérieure, la contiguïté du poumon et de l'aorte devait être plus intime, d'où le froissement du tissu pulmonaire rendant un bruit granuleux à chaque dilatation aortique, comme si l'air était chassé successivement de plusieurs cellules pulmonaires. Le renforcement comme soufflé du bruit respiratoire pouvait s'expliquer aussi par la pression brusque du tissu pulmonaire pendant l'inspiration. Les deux bruits anormaux produits par les pulsations de l'aorte se passeraient donc dans le tissu pulmonaire. »

Skoda ne fait ainsi que mentionner la possibilité de pareils bruits, sans parler de leur diagnostic :

« Une autre sorte de bruit de souffle, dit-il, résulte de ce que le mouvement cardiaque systoliqueattire dans les parties voisines du poumon, une certaine quantité d'air avec un degré d'énergie beaucoup plus grand, suffisant pour produire un bruit de souffle passager rapide. Un bruit diastolique serait aussi possible par ce motif que l'air, pendant la diastole, se précipite avec plus de force dans les portions voisines du parenchyme pulmonaire.

(*Ueber unerklærliche Herzgerœusche* (*Algem Wiener, med. Ztg*. VIII, n° 34, 1863.)

Là se termine l'exposé des travaux publiés sur les souffles pulmonaires dus aux mouvements du cœur. Nous allons maintenant donner, comme exemples non douteux de ces bruits insolites, trois observations avec autopsie. Dans aucune on ne put trouver ni endocardite, ni péricardite ancienne ou récente pour expliquer le bruit de souffle entendu pendant la vie; dans toutes, le poumon était maintenu par des adhérences au devant du cœur qu'il recouvrait plus ou moins complétement. Dans les deux premières, la cause et le siége du bruit de souffle ont été reconnus. Dans la troisième, une erreur de diagnostic fut commise; on verra plus loin qu'il était bien difficile de l'éviter.

Observation VIII.

Péritonite aiguë généralisée, ayant eu probablement son point de départ dans la congestion ovarique liée à l'époque menstruelle. — Bruit de souffle à la région précordiale; absence complète de lésions valvulaires à l'autopsie.

Le 13 janvier 1862, la nommée Mond, domestique, âgée de 20 ans, est entrée à l'Hôtel-Dieu, salle Sainte-Anne, n° 33, dans le service de M. le Dr Vigla.

Malade depuis quatre jours, bien portante habituellement, jamais de maladies antérieures, a eu ses règles il y a trois semaines, époque à laquelle elle est arrivée à Paris.

Prise le 9 janvier, sans cause connue, d'un frisson violent, avec douleurs abdominales vives et vomissements abondants.

Le 10, même état, diarrhée abondante.

Le 13, jour de l'entrée de la malade à l'hôpital, pouls petit, filiforme, 160 pulsations, chaleur de la peau très-élevée à la main; facies anxieux; respiration pénible, 32 inspirations par minute; langue sèche. En découvrant la malade, on trouve le ventre uniformément ballonné, très-douloureux à la moindre pression, et à peu près également dans toute son étendue; cependant à l'hypogastre et dans les deux fosses iliaques la douleur semble plus vive. Palpation abdominale rendue impossible par la douleur; sonorité exagérée dans tout le ventre.

Rien dans les deux poumons. A la partie moyenne de la région précordiale on entend un bruit de souffle au premier temps existant pendant l'expiration seulement. Dans l'inspiration, l'oreille ne perçoit plus que les deux bruits normaux du cœur. Pendant toute la durée de l'expiration, le souffle accompagne chaque systole ventriculaire. Il a son maximum vers le bord gauche du cœur pour diminuer et disparaître à mesure que l'on s'approche du sternum. D'une intensité notable, il est brusque, peu prolongé.

La malade se remue sans cesse, ne pouvant garder longtemps la même position; léger degré d'agitation.

Pas d'écoulement sanguin par la vulve.

Dans la nuit du 13 au 14, agitation, délire.

Le 14, même état. 60 grammes de rhum, glace, eau de Seltz, bouillon, cataplasme sur le ventre. Dans la journée, vomissements nombreux, diarrhée abondante, délire intense. Les signes d'auscultation de la région précordiale sont les mêmes que la veille. La malade succombe le 15 au matin.

Autopsie faite le 16. — Abdomen. Pus et fausses membranes récentes dans toute la cavité abdominale, mais beaucoup plus abondants dans le petit bassin. Pas de traces de matières stercorales ni de liquides pouvant provenir de la perforation de quelques organes abdominaux. L'intestin, examiné avec soin, ne présente aucune altération. Les organes génitaux internes sont complétement cachés par le pus et recouverts de fausses membranes. L'utérus, la partie supérieure du vagin et les culs-de-sac péritonéaux n'offrent aucune lésion apparente. La cavité de l'utérus est incomplétement remplie par un caillot noirâtre et diffluent; la muqueuse utérine est intacte. Les deux ovaires sont considérablement augmentés de volume; ils égalent celui d'une grosse noix; leur parenchyme est infiltré d'un liquide séreux qui s'écoule lorsque l'on fait une incision. L'ovaire droit est le siége de deux petits foyers hémorrhagiques; le plus étendu, qui pourrait loger la pulpe du petit doigt, n'est séparé de la cavité péritonéale que par le péritoine lui-même. Pas de pus dans l'intérieur des ovaires. Les trompes sont tuméfiées, leur cavité est remplie par un liquide blanchâtre, opaque; les franges des pavillons ont une coloration rouge intense; notablement épaissies, elles semblent infiltrées de sang.

Poitrine. — Adhérences nombreuses unissant la plèvre viscérale à la plèvre costale et médiastine, au niveau du bord antérieur et de la face interne du poumon gauche qui se trouve maintenu d'une façon permanente au devant du cœur par des fausses membranes pleurales très-résistantes. Une lame assez épaisse du poumon gauche recouvrait donc la face antérieure du ventricule gauche, une portion de la face antérieure du ventricule droit, ainsi que l'origine de l'aorte et de l'artère pulmonaire. Cette portion de poumon était saine; elle crépitait sous le doigt et restait à la surface de l'eau.

Adhérence complète et généralisée des deux feuillets du péricarde; en aucun point, en avant, en arrière, en haut, en bas, il n'est possible d'introduire un stylet dans la cavité péricardique qui a complétement disparu.

Le ventricule droit renferme un caillot mou, noirâtre, sanguinolent, formé quelques instants avant la mort. Les valvules ne présentent pas d'altération appréciable; ni rougeur, ni épaississement, ni dépôt fibrineux; elles semblent jouer librement et fermer complétement les orifices des cavités cardiaques.

Voici maintenant les dimensions du cœur, des valvules et des orifices.

Cœur : longueur, 0,09 cent.; largeur, 0,08 cent.

Orifice mitral : 0,107 millim.

Orifice tricuspide : 0,118 millim.

Artère pulmonaire : 0,085 millim.

Aorte : 0,072 millim.

Valvule mitrale : grande, 0,025 millim.; petite, 0,010 millim.

Valvule tricuspide : grande, 0,024 mill.; petite, 0,020 mill.

Les caractères particuliers du bruit de souffle qui existait chez cette femme attirèrent de suite mon attention. Son existence à toutes les systoles cardiaques qui coïncidaient avec l'expiration ; sa disparition régulière pendant toute la durée de l'inspiration suffisaient pour le différencier des bruits de souffle d'endocardite ou d'anémie. L'auscultation du cœur, faite à plusieurs reprises, donna toujours les mêmes résultats. Pendant l'expiration, le premier bruit, normal, était accompagné d'un souffle très-manifeste, et, pendant l'inspiration, on entendait les deux bruits du cœur nets, bien frappés, séparés par les deux silences. Toute idée de lésion valvulaire fut bien vite rejetée, et, me rappelant les observations de Richardson et de Thorburn, dont j'ai parlé précédemment, je pensai qu'il s'agissait là d'un bruit se passant dans le poumon placé au devant du cœur et comprimé brusquement à chaque contraction ventriculaire.

A l'autopsie, j'ai pu constater que l'origine de l'aorte et de l'artère pulmonaire, ainsi que la presque totalité du cœur étaient recouvertes par une portion considérable du poumon gauche.

L'examen du cœur ne nous a révélé, comme on l'a vu en lisant l'autopsie, aucune lésion qui pût produire le bruit de souffle entendu chez notre malade.

Mais pourquoi ce bruit insolite n'existait-il qu'à l'expiration? C'est qu'à ce moment la compression du poumon à chaque systole ventriculaire, était portée à son summum, les parois thoraciques étant alors beaucoup plus rapprochées du cœur que pendant l'inspiration.

Observation IX.

Phthisie pulmonaire. Bruit de souffle, synchrone à la systole cardiaque, sans lésion valvulaire.

Le 4 décembre 1868, le nommé Fouquet (Désiré), âgé de 37 ans, découpeur d'acier, est entré à l'Hôtel-Dieu, salle Saint-Julien, n° 18, service de M. le Dr Vigla.

D'une bonne santé habituelle jusqu'en 1864, il eut, à cette époque, une fluxion de poitrine qui lui fit garder le lit pendant un mois. Il n'a jamais eu de douleurs rhumatismales.

Il y a neuf mois, sans aucune cause connue, cet homme commença à tousser et à maigrir. Il entra à la Pitié dans le mois de novembre, y resta trois semaines environ, et fut ensuite admis à l'Hôtel-Dieu le 4 décembre.

Ce malade se plaignait d'une toux continue, d'une expectoration très-abondante, d'un enrouement opiniâtre. La poitrine fut immédiatement examinée avec soin : rien d'anomal dans sa conformation extérieure. En arrière et dans les deux fosses sus-épineuses, la percussion révèle une submatité plus marquée à droite ; dans la fosse sous-épineuse gauche, l'expiration est rude et prolongée et on y entend quelques râles humides manifestes après chaque inspiration qui suit la toux.

En avant et à droite, dans les deux premiers espaces intercostaux, on trouve une matité complète ainsi que du souffle caverneux, du gargouillement, etc. Dans le 3e et surtout dans le 4e espace intercostal du même côté, on entend un bruit anormal, un véritable souffle, synchrone à la systole ventriculaire et s'étendant, de dedans en dehors, depuis le bord droit du sternum jusqu'à la ligne mammaire.

Ce bruit de souffle n'existe pas à toutes les systoles ventriculaires, on ne l'entend guère que dans une partie, toujours la même, de la respiration, et c'est pendant la dernière moitié de l'inspiration et le commencement de l'expiration. Il disparaît pendant la fin de l'expiration et la première moitié de l'inspiration ; on entend alors les deux bruits du cœur nets, réguliers, sans mélange de bruits anomaux. L'examen, répété un très-grand nombre de fois, donne toujours les mêmes résultats stéthoscopiques.

Si l'on ordonnait au malade de faire une grande inspiration, de rester dans cet état pendant quelques instants, on entendait alors le bruit de souffle accompagnant très-exactement la systole ventriculaire, le premier bruit du cœur.

Par la percussion, dans les 3e et 4e espaces intercostaux droits, au lieu de production du souffle, on obtient une sonorité manifeste due à la présence du poumon.

A gauche et en avant, des râles humides occupent non-seulement le sommet, mais aussi presque toute la partie antérieure du poumon gauche. Mon excellent collègue et ami, M. Rosapelly, qui avait soigné ce malade à la Pitié, m'a dit avoir entendu le bruit de souffle que nous venons de décrire des deux côtés du sternum, à droite et à gauche, et avec les mêmes caractères. A gauche, le souffle n'avait pas tardé à disparaître pour être remplacé par de nombreux râles sous-crépitants.

Le choc de la pointe du cœur est à peine perçu par la main; la matité précordiale est normale et, lorsque le souffle n'existe pas, les bruits normaux du cœur sont distincts, séparés par leurs deux silences.

Pouls (108), petit, régulier;—aucun bruit dans les vaisseaux du cou; — pas d'œdème des membres inférieurs; — sueurs nocturnes abondantes; — appétit médiocre; pas de vomissements ni de diarrhée; — rien d'anomal du côté des autres appareils.

J'ai pu suivre ce malade jusqu'à la fin de décembre; l'auscultation de la partie antérieure de la poitrine, faite à diverses reprises, m'a toujours fourni les mêmes résultats. J'ai pu aussi m'assurer que les changements de position ne modifiaient en rien le caractère du souffle.

Cet homme a succombé dans la soirée du 14 mars; l'autopsie a été faite le 16 au matin.

A l'ouverture du thorax, on voit que les deux poumons se rejoignent complétement à la partie inférieure de la poitrine et ne laissent entre eux qu'un très-petit intervalle à la partie supérieure; ils cachent complétement le péricarde et sont maintenus dans cette position par des adhérences anciennes et résistantes.

Le poumon droit offre une disposition extrêmement intéressante. Son bord antérieur a une direction très-oblique de haut en bas et de dehors en dedans, et, en approchant du diaphragme, il s'avance au delà de la partie médiane du sternum. Sa face interne recouvre dans ce point, qui correspond à la 5e côte et au 4e espace intercostal, l'oreillette et le ventricule droits.

Cette partie du poumon droit, qui sépare ainsi le cœur des parois thoraciques, n'offre en fait d'altération appréciable que quelques granulations tuberculeuses disséminées; elle crépite sous le doigt et surnage complétement.

Le sommet du même côté est occupé par une caverne d'une assez grande étendue et par des masses tuberculeuses à diverses périodes.

On trouve plusieurs petites cavités au sommet du poumon gauche qui est envahi, dans sa presque totalité, de granulations opaques ou transparentes. Son bord antérieur, qui recouvre le ventricule gauche, est infiltré de tubercules ramollis.

Pas de liquide dans le péricarde. A la partie antérieure du cœur existe une petite plaque blanchâtre de 1 centimètre carré de surface, ne faisant aucune saillie, lisse dans toute son étendue. Le cœur est un peu plus volumineux qu'on ne le trouve ordinairement chez les phthisiques. Les orifices ont leurs diamètres normaux; les valvules tricuspide et sigmoïde sont saines; la valvule mitrale est un peu épaissie.

Rien dans l'aorte, ni dans les autres viscères.

Le bruit de souffle qui existait chez ce malade devait-il faire croire à l'existence d'une affection du cœur chez un phthisique? Evidemment non, et, pour plusieurs raisons, il ne pouvait pas être regardé comme le signe d'une lésion valvulaire.

Son siége à droite, dans le quatrième espace intercostal, était déjà fort exceptionnel. Sans vouloir m'étendre sur les motifs qui nous ont fait rejeter pendant la vie une lésion d'orifice et en particulier une insuffisance tricuspide qui seule pouvait être admise ici, nous dirons seulement que la disparition régulière du bruit de souffle, à un moment donné, toujours le même, de la respiration, suffisait déjà pour nous faire nier d'une façon absolue toute maladie de cœur. Aussi n'avons-nous pas tardé à placer ce bruit insolite dans le poumon comprimé à chaque systole ventriculaire, à le regarder comme un bruit respiratoire modifié, recevant du cœur et des gros vaisseaux un rhythme cardiaque. La sonorité que nous donnait la percussion dans le quatrième espace intercostal nous confirmait dans cette opinion.

A l'autopsie, aucune lésion valvulaire; la plaque laiteuse du péricarde ne pouvait certainement pas produire le bruit que nous avions entendu chez notre malade. D'un autre côté, les poumons, recouvrant complétement le péricarde, devaient être comprimés, pressés par le cœur et les gros vaisseaux à chaque contraction ventriculaire.

Le bruit de souffle, contrairement à ce que nos avons vu dans l'observation VIII, existait pendant la fin de l'inspiration et le commencement de l'expiration, c'est-à-dire lorsque l'air distend le poumon.

Il est probable qu'à tout autre moment de la respiration la quantité d'air contenue dans les lobules pulmonaires placés au devant du cœur, est en général insuffisante pour qu'il y ait à chaque systole production d'un véritable souffle. Nous devons en effet rappeler que, dans le mois de novembre, le bruit de souffle existait à gauche comme à droite et qu'il avait disparu à gauche en même temps que de nombreux râles humides avaient envahi le poumon du même côté. A l'autopsie, le bord antérieur du poumon gauche était infiltré de tubercules plus ou moins avancés, tandis que la portion du poumon droit qui recouvrait le cœur était presque saine.

J'ai vu, dans le service de M. le professeur Sée, un malade rappelant en tout celui dont je viens de rapporter l'histoire, il s'agit d'un homme au deuxième degré de la phthisie, présentant un bruit de souffle à droite et aussi seulement à la fin de l'inspiration et au commencement de l'expiration; j'ai cru inutile de donner son observation qui serait exactement semblable à celle qui précède.

Observation X.

Albuminurie chronique. Bruit de souffle à la base de la région précordiale. A l'autopsie, adhérence du poumon droit au péricarde. Aucune altération valvulaire.

Le 14 mars 1868, est entrée à l'hôpital (Hôtel-Dieu, salle Sainte-Anne, n° 4, service de M. le Dr Vigla), la nommée Franco (Marie), âgée de 31 ans, demoiselle de magasin, née à Paris, rue Tronchet, 22, fille.

D'une bonne santé habituelle jusqu'à 25 ans; réglée à 11 ans, pas de grossesse.

Il y a cinq ans, sans maladie antérieure, sans aucune cause connue, elle commença à éprouver des palpitations qui ont toujours persisté d'une façon presque continuelle depuis cette époque.

Il y a trois mois, ses règles devinrent très-abondantes et durèrent de 12 à 15 jours. Elle eut aussi, à plusieurs reprises, des épistaxis très-abondantes. En même temps que ces hemorrhagies, la malade remarqua une très-notable diminution dans la vision.

Il y a un mois, elle fut prise de phénomènes convulsifs avec perte de connaissance complète et morsure de la langue, qui se renouvelèrent tous les sept ou huit jours avec les mêmes caractères.

Ne voyant aucune amélioration dans son état, la malade se décida à entrer à l'hôpital le 14 mars 1868.

Elle présente une pâleur très-marquée de la peau et des muqueuses des paupières et des lèvres.

Le pouls est petit, fréquent, régulier. La température de la peau paraît normale à la main.

La pointe du cœur bat dans le 6e espace intercostal, et la matité de la région précordiale occupe une étendue équivalente à à celle d'un carré de 0,08 centimètres de côté.

L'oreille perçoit un bruit de souffle accompagnant le premier bruit, le choc de la pointe du cœur, d'une intensité assez notable, ayant son maximum à la base de la matité précordiale et le long du bord gauche du sternum. Pas d'œdème des membres inférieurs.

Rien dans la plèvre. Quelques râles sonores disséminés dans les deux poumons.

La langue est couverte d'un enduit blanchâtre; elle est très-volumineuse, douloureuse, et présente de nombreuses traces de morsure récente. L'appétit est assez bon. Pas de changements dans l'aspect extérieur du ventre. Aucun trouble fonctionnel du côté du tube digestif et des organes génitaux.

La malade n'a jamais éprouvé de douleur dans la région lombaire. Elle n'a pas remarqué de changement dans l'aspect extérieur de ses urines qui, cependant, par l'acide nitrique et la chaleur, offrent un précipité extrêmement abondant d'albumine.

Il est impossible de déterminer le début et l'étiologie de cette albuminurie.

D'un caractère étrange, riant sans motif, la malade répond cependant avec netteté et précision à toutes les questions qui lui sont faites. Elle n'a jamais eu de céphalalgie. Au moment de son entrée à l'hôpital, les troubles de la vision, qui ont commencé il y a trois mois, ont considérablement augmenté et c'est à peine si elle peut distinguer la lumière de l'obscurité.

L'ophthalmoscope révèle des épanchements sanguins et des taches graisseuses qui occupent la presque totalité des rétines.

Quelques jours avant son entrée à l'hôpital, elle a eu une attaque convulsive avec perte de connaissance.

17 mars. — Depuis le jour de son entrée, la malade éprouve une dyspnée persistante avec des accès d'étouffement se renouvelant trois et quatre fois par jour. Le bruit de souffle existe avec les mêmes caractères. — Épistaxis abondantes. — Urines

toujours fortement albumineuses. Absence des règles qui devaient apparaître le 16.

20 mars. — Dyspnée plus intense. Quelques râles sous-crépitants fins à la base des deux poumons.

21 mars. — Oppression considérable: crépitation fine et sèche ne s'entendant qu'à l'inspiration, existant dans les deux poumons en arrière comme en avant, en haut comme en bas, mélangée à des râles sous-crépitants et à des râles sonores abondants. Crachats colorés, légèrement visqueux. Respiration pénible, anxieuse et bruyante; 60 inspirations par minute.

L'auscultation du cœur est rendue impossible.

Le pouls est petit, régulier, bat 136 fois par minute.

La chaleur de la peau paraît normale à la main.

La malade se tient assise sur son lit et ne peut supporter la moindre couverture.

22 mars. — Même état; légère tendance à l'assoupissement. La malade succombe le 22 mars à une heure de l'après-midi.

Autopsie le 24 mars.

Rien dans les méninges ni dans le cerveau, le cervelet et le bulbe. Dans la protubérance, on trouve trois petits foyers hémorrhagiques dans la moitié gauche, ayant chacun le volume d'une tête d'épingle. Les deux poumons sont violacés dans toute leur étendue et surtout à leur base.

Le poumon droit recouvre une partie de la face antérieure du cœur; il déborde le sillon médian et se trouve maintenu dans cette position par des adhérences anciennes et résistantes unissant la plèvre viscérale à la plèvre médiastine qui revêt la face externe du péricarde.

Le bord antérieur du poumon gauche est libre et ne recouvre pas la face antérieure du cœur.

Une coupe, faite dans les deux poumons, permet l'écoulement d'une très-grande quantité de sérosité sanguinolente; toutes les parties de parenchyme pulmonaire crépitent sous la main et surnagent; elles conservent l'impression du doigt qui les presse sans se laisser déchirer. Pas de liquide dans les cavités pleurales.

Cœur. Pas d'adhérence entre les deux feuillets du péricarde. Pas de liquide dans la cavité; aucune trace de péricardite ancienne ou récente.

Cœur volumineux : sa longueur de la base à la pointe mesure 0,12 centimètres 1/2; sa largeur à la base 0,10 centimètres.

La cavité ventriculaire gauche est considérable, comparée à celle du ventricule droit dont les parois sont presque accolées.

L'épaisseur des parois du ventricule gauche est de 0,02 centimètres; celle des parois du ventricule droit est de 0,004 millimètres.

Les valvules de l'aorte sont rouges et l'une d'elles présente une induration et un épaisissement notables existant dans toute la longueur de son bord adhérent, mais n'ayant que 0,002 ou 0,003 millimètres en largeur. Les deux autres valvules sigmoïdes de l'aorte ne présentent rien d'anormal. Dans l'épaisseur de la cloison, près de l'orifice aortique, se voit une tache jaunâtre, arrondie, de 0,01 centimètre de diamètre environ, ne faisant aucune saillie dans la cavité ventriculaire; l'orifice aortique mesure 0,07 centimètres de circonférence. L'aorte est saine; elle ne présente aucune trace de dégénérescence athéromateuse.

Rien à l'orifice mitral. Les valvules sigmoïdes de l'artère pulmonaire et la valvule tricuspide sont saines. Orifice mitral: 0,11 centimètres de circonférence.

La grande valve a. 0,027 millimètres de longueur.
La petite. . . . . . 0,015 millimètres.

Orifice tricuspide : 0,12 centimètres de circonférence.

La grande valve a. . 0,02 centimètres.
La petite. . . . . . . 0,02 —
La moyenne . . . . 0,02 —

Orifice pulmonaire : 0,083 millimètres de circonférence.

Abdomen. — Parmi les organes abdominaux, les reins seuls sont altérés; tous les deux sont notablement diminués de volume, sans saillies, sans granulations à leur surface externe. L'enveloppe fibreuse ayant été enlevée, ils offrent extérieurement une coloration violacée très-prononcée. Ils sont très-durs, non friables, et paraissent très-lourds pour leur volume. A une coupe médiane, ils offrent une coloration ardoisée généralisée, plus marquée cependant dans la substance corticale; nulle part aucune tache jaunâtre, partout cette coloration ardoisée. Si l'on fait une coupe très-mince de la substance corticale, on aperçoit une foule de petits points rouges qui représentent les glomérules de Malpighi injectés.

L'examen microscopique n'a pas été fait.

Quoique cette observation soit intéressante à plus d'un titre, nous ne nous occuperons que de ce qui regarde notre thèse, des phénomènes stéthoscopiques entendus à la région précordiale. L'auscultation du cœur nous avait fait entendre un bruit de souffle au premier temps, à la base, presque sous le sternum. M. Vigla avait cru à un rétrécissement aortique.

Ce souffle coïncidait avec une hypertrophie considérable du cœur, un pouls petit et une très-grande quantité d'albumine dans les urines. Le diagnostic fut donc : néphrite albumineuse, rétrécissement aortique avec hypertrophie cardiaque consécutive. Restait à savoir si la néphrite était, ou non, sous la dépendance de la lésion aortique : la très-grande proportion d'albumine, l'absence de troubles de la circulation capillaire permettaient de supposer que les deux maladies s'étaient développées, au début du moins, indépendamment l'une de l'autre et que l'albuminurie avait précédé le rétrécissement aortique.

Cette malade a succombé à des phénomènes d'asphyxie dus à une congestion pulmonaire double, survenue très-probablement sous l'influence de la néphrite albumineuse ainsi que les hémorrhagies nombreuses.

Que nous a révélé l'autopsie ? Des lésions rénales telles que nous les avions supposées et un cœur notablement hypertrophié, mais sans rétrécissement aortique. L'orifice aortique mesure 0,07 centimètres de circonférence, comme à l'état normal ; le léger épaississement du bord adhérent de l'une des valvules n'est certainement pas suffisant pour donner lieu à un rétrécissement, pour produire un bruit de souffle. M. Potain m'a dit avoir rencontré bien des fois ce léger épaississement du bord adhérent des valvules sigmoïdes, sans qu'il y eût, pendant la vie, de bruit anomal. J'ai pu faire la même remarque dans bon nombre d'autopsies. Je pourrais en dire autant de cette plaque athéromateuse située dans le ventricule gauche, dans l'épaisseur de l'endocarde, ne faisant aucune saillie dans la cavité du cœur : évidemment, il n'y avait pas là non plus les conditions nécessaires à la production d'un bruit de souffle.

L'autopsie nous a aussi permis de constater une adhérence intime du péricarde et du bord antérieur du poumon droit qui recouvrait la presque totalité du cœur, surtout au niveau de sa base, ainsi que l'aorte et l'artère pulmonaire. Avec cette disposition anatomique, il est bien certain qu'à chaque systole ventriculaire le cœur hypertrophié comprimait énergiquement la partie du poumon droit située au-devant de lui, que l'aorte surtout, distendue par l'ondée sanguine que projetait avec vigueur le ventricule gauche, venait aussi refouler le parenchyme pulmonaire qui lui adhérait. Les travaux que nous avons mentionnés précédemment, les observations que nous avons déjà données nous autorisent à conclure que, dans de semblables conditions anatomiques, la dilatation brusque de l'aorte, le choc du cœur contre le poumon, pouvaient produire un bruit anormal, un véritable souffle qui, chez la malade, a fait croire à un rétrécissement aortique n'existant certainement pas. La dyspnée, les palpitations, l'hypertrophie du cœur, le siége du bruit de souffle près du sternum, mais surtout sa coïncidence avec toutes les systoles cardiaques, rendaient l'erreur de diagnostic commise presque inévitable.

L'autopsie, pour moi, est venue donner une explication satisfaisante de tous ces phénomènes morbides. Cette malade a été d'abord atteinte d'une néphrite chronique qui a amené consécutivement une hypertrophie du cœur, surtout du ventricule gauche. (Des faits de ce genre ont été fréquemment signalés par Traube, et depuis, par d'autres observateurs.)

Cet état des reins et du cœur rend compte de la dyspnée, des palpitations, des hémorrhagies.

Comme le souffle se passait dans le poumon droit, on s'explique facilement son siége sous le sternum là où le poumon se trouvait maintenu au devant du cœur.

Dans nos deux observations, dans celles de Thorburn et de Richardson, le bruit anormal n'était pas constant, et nous savons que sa disparition, à intervalles réguliers, pendant plusieurs contractions du cœur, a été d'une très-grande utilité pour reconnaître son siége, sa véritable nature. Dans l'observation X, au contraire, il était permanent, accompagnait chaque systole ventriculaire, aussi bien pendant l'inspiration que pendant l'expiration. C'est que, dans ce dernier cas, l'hypertrophie considérable du cœur compensait, annulait, pour ainsi dire, les conditions défavorables à la production du bruit de souffle : l'éloignement des parois thoraciques pendant l'inspiration, pour l'obs. 8, et une trop faible quantité d'air contenu dans le poumon, pendant l'expiration, pour l'obs. 9.

Au point de vue qui nous occupe, nous pourrions résumer ainsi ces trois observations : bruits de souffle au niveau de la région précordiale. A l'autopsie, absence de lésions valvulaires ; poumon maintenu au devant du cœur par des adhérences multiples.

Il fallait donc chercher autre part que dans une lésion valvulaire la cause du bruit de souffle entendu pendant la vie, et les rapports particuliers du cœur et du poumon qui existaient dans les trois cas fixaient tout d'abord l'attention. On devait se demander s'il était possible, avec cette disposition anatomique, d'expliquer les phénomènes stéthoscopiques constatés chez nos trois malades. Nous avons déjà vu, dans les observations 2, 3 et 4, que le cœur, en venant frapper contre une portion de parenchyme pulmonaire altéré, produisait un certain nombre de râles humides, synchrones à la systole ventriculaire. Dans nos trois dernières observations, le poumon, placé au devant du cœur, était sain, et le bruit déterminé par le choc précordial et par la distension des gros vaisseaux était un véritable souffle.

Comment se produit ce bruit de souffle ? quel est son mécanisme intime ? Est-il dû à l'expulsion de l'air d'un certain nombre de vésicules pulmonaires, à chaque contraction ventriculaire ? En un mot, est-ce un bruit d'expiration ? Certainement non pour ceux qui pensent que l'expiration normale ne se produit pas dans le parenchyme pulmonaire, mais n'est qu'un bruit glottique propagé dans la poitrine. Pour eux, comme pour tout le monde, l'air, en passant des alvéoles dans les dernières ramifications bronchiques, d'un espace élargi dans un espace rétréci, ne peut produire de bruit ; ils pensent en outre que dans les tuyaux bronchiques l'air cheminant pendant l'expiration dans des tubes de plus en plus gros, mais dont le changement de calibre se fait progressivement ne peut donner lieu à aucun bruit anormal.

Avec une semblable opinion, nos souffles pulmonaires ne pourraient être que des bruits inspiratoires et s'expliqueraient de la façon suivante :

A chaque systole du cœur, l'air, chassé d'un certain nombre d'alvéoles pulmonaires, pénètre avec force dans les lobules voisins, et, passant alors des dernières ramifications bronchiques dans les cellules pulmonaires, produit alors un bruit inspiratoire partiel qui revêt le caractère soufflant par suite de la vitesse que communique à la veine fluide formée dans ces conditions la contraction brusque du ventricule.

M. Potain, tout en admettant que, dans la plupart des cas, les souffles pulmonaires dus aux mouvements du cœur sont des bruits inspiratoires, en donne une autre explication. Pour ce médecin distingué voici ce qui aurait lieu :

Au moment de la systole, le cœur, diminuant dans quelques-uns de ses diamètres, forme brusquement un vide au devant d'un certain nombre de cellules pulmonaires qui se trouvaient tout à l'heure affaissées ; l'air se précipite alors dans ces cellules et produit ainsi un bruit d'inspiration partielle ayant le caractère soufflant.

Je crois qu'il n'est pas exact de regarder le murmure expiratoire comme dû seulement à la propagation d'un bruit glottique. M. Chauveau admet qu'il se compose aussi d'un bruit bronchique, d'un bruit qui se produit dans le parenchyme pulmonaire. Du reste le changement de calibre des divisions bronchiques est loin d'être toujours graduel ; du pourtour de certaines bronches d'un diamètre déterminé naissent des ramifications d'un diamètre beaucoup plus petit, de sorte que cette différence de calibre nullement progressive fournit pendant l'expiration des conditions suffisantes à la production d'un bruit.

Pour moi, dans la plus grande partie des cas, les souffles dont nous nous occupons sont des bruits d'expiration partielle rendue soufflante par le choc brusque du cœur.

Cette hypothèse peut seule rendre compte des souffles pulmonaires dus exclusivement à la distension de l'aorte, au moment de sa diastole, dans les deux cas cités par MM. Richardson et Wallez.

Il serait plus difficile de l'admettre lorsque les souffles pulmonaires coïncident avec le deuxième bruit du cœur ; il y aurait alors plutôt un bruit d'inspiration : au moment de la diastole, l'affaissement du cœur, son retrait permettent à l'air d'arriver dans un certain nombre de vésicules qui viennent d'être comprimées et vidées pendant la systole ventriculaire.

En résumé, je crois que les souffles pulmonaires qui font le sujet de cette thèse sont le plus souvent des bruits expiratoires, quelquefois inspiratoires, revêtant dans tous les cas le caractère soufflant à cause de la vitesse que communique à l'air, dans une partie limitée du poumon, les mouvements alternatifs du cœur.

J'ai répété et modifié sur sept ou huit cadavres l'expérience citée plus haut de M. Richardson; mais je n'ai jamais pu rien produire qui ressemblât à un souffle. Je m'explique facilement ces résultats négatifs. Le poumon d'un homme mort depuis trente-six ou quarante-huit heures n'est pas comparable à ce qu'il est pendant la vie. Après la mort, le poumon s'affaisse; le sérum du sang transsude à travers les capillaires et remplit en partie les alvéoles pulmonaires dont la capacité est déjà moindre. D'un autre côté, il est bien difficile de remplacer la contraction du cœur par une force aussi brusque, aussi subite.

Il est très-probable que l'expérimentation sur les animaux, si l'on réalisait préalablement sur eux certaines conditions requises, pourrait élucider et le mécanisme et aussi d'autres points encore obscurs de l'étude des souffles pulmonaires dus aux mouvements du cœur.

C'est surtout lorsqu'ils existent chez des malades ayant ou ayant eu du rhumatisme articulaire aigu, avec ou sans complication du côté de l'endocarde, qu'ils peuvent rendre singulièrement difficile l'auscultation du cœur et mettre le médecin dans le plus grand embarras.

Les deux observations suivantes, qui m'ont été communiquées par M. le Dr Potain, sont des exemples de bruits de souffle pulmonaires déterminés par les mouvements du cœur chez des rhumatisants.

Observation XI.

Rhumatisme articulaire aigu généralisé. Souffle pulmonaire dû aux mouvements du cœur.

Aprato (Antoine), âgé de 32 ans, entre à l'hôpital Necker, salle Saint-Ferdinand, n° 15, le 14 octobre 1865, pour un rhumatisme articulaire aigu. D'une forte constitution, d'un tempérament sanguin, il a eu, il y a sept ans, une première attaque de rhumatisme articulaire aigu, qui ne lui a laissé ni oppression ni palpitations.

Il a été pris, le 11 octobre, de douleurs vives dans les deux articulations des deux membres supérieurs, douleurs qui s'étendirent, les jours suivants, aux membres inférieurs, et s'accompagnèrent de fièvre assez vive. Pas de traitement. Repos absolu au lit.

Le jour de l'entrée, état fébrile modéré; pouls (100 à 104) régulier, modérément développé. Peau chaude à la main, un peu moite. Douleur à la pression, sans gonflement, au niveau du poignet, du coude et de l'épaule gauches; quelques douleurs se montrent aussi dans la longueur du membre.

Légère tuméfaction des deux genoux; un peu de liquide dans le genou gauche, qui est surtout dans les tentatives de mouvement. Pas de rougeur appréciable.

La pointe du cœur bat dans le cinquième espace intercostal; son impulsion est faible. La matité précordiale est peu étendue; la sonorité du poumon se trouve dans le point où bat la pointe du cœur, et on y entend le murmure respiratoire habituel.

Le premier bruit est presque nul, ou, du moins, très-affaibli; le deuxième est net et bien frappé. Le premier est précédé d'un bruit anormal ayant le caractère d'un souffle léger ou plutôt d'un frottement doux superficiel qui s'entend exclusivement à la pointe. Ce bruit très-court est constant; il s'atténue beaucoup quand le malade suspend sa respiration, et si la suspension est assez complète et a duré quelques instants, il disparaît à peu près complétement.

Ce bruit de souffle, avec son rhythme particulier, s'entendant là où la percussion faisait reconnaître la présence du poumon, ne pouvait être rapporté à une endocardite. Il m'a paru se passer dans la portion du poumon qui recouvrait le cœur. Rien d'anormal dans les plèvres et le parenchyme pulmonaire.

Anorexie, soif modérée, langue humide sans enduit bien notable.

17 octobre. — Le malade se trouve mieux. Hier, la fièvre et les douleurs avaient beaucoup diminué, et le bruit anormal de la pointe était presque complétement éteint, se faisant entendre seulement pendant l'expiration. Aujourd'hui, les douleurs sont à peu près nulles; le liquide contenu dans le genou, encore assez abondant hier, a beaucoup diminué. Le pouls est à 84; il est régulier, modérément développé. Au moment où j'ausculte le cœur, cet organe bat avec une grande énergie, soit à cause de l'émotion du malade, soit à cause des mouvements qu'il vient de faire dans son lit, et, en appliquant l'oreille sur la poitrine, on entend le bruit anomal du premier temps avec une telle intensité que je crois m'être trompé, et qu'il existe réellement quelque lésion cardiaque devenue plus évidente. Mais, au bout d'un instant, le cœur se contracte avec moins de force, et le bruit devenant plus faible qu'il ne l'était hier ne consiste que dans un très-léger souffle qui accompagne le premier bruit pendant l'expiration seulement, et manque même, par instants, dans cette partie de la respiration. La situation du poumon au devant du cœur est toujours la même; on trouve toujours de la sonorité au niveau de la pointe, et on y entend le murmure respiratoire.

Observation XII.

Légère hypertrophie du cœur consécutive à un rhumatisme articulaire aigu. Palpitations. Bruit de souffle pulmonaire isochrone à la systole ventriculaire.

Le 25 mai 1868, le nommé Cartier (Alphonse), âgé de 18 ans, peintre, entre à l'hôpital Necker, salle Saint-Louis, service de M. le Dr Potain.

Cet homme a été atteint, le 9 mars dernier, d'un rhumatisme articulaire aigu généralisé, pour lequel il est resté près de deux mois dans le service de M. le Dr Lasègue; il ne paraît pas avoir eu de complication cardiaque; du moins le malade dit qu'aucun traitement local ne lui a été fait au niveau de la partie antérieure gauche de la poitrine. Quelques jours après sa sortie de Necker, il éprouva des palpitations très-douloureuses pour lesquelles il entra de nouveau à l'hôpital.

10 juin. Depuis le jour de son entrée, M. Potain lui a constamment trouvé un souffle assez intense à la pointe dont l'impulsion est très-énergique et soulève fortement le doigt. Les bruits du cœur sont fortement et nettement frappés. Aujourd'hui la pointe du cœur bat dans le cinquième espace intercostal, très-peu en dedans de la verticale du mamelon. La matité due à la partie découverte du cœur a environ 4 centimètres verticalement et transversalement, mais elle ne comprend pas la pointe. A ce niveau on trouve de la sonorité, et, en appliquant le stéthoscope, on entend le murmure vésiculaire avec une grande intensité, seulement lorsque le malade fait une grande inspiration. Le bruit respiratoire disparaît au contraire dans la partie du cœur tout à fait découverte où l'on constate une matité complète. En auscultant, soit avec l'oreille, soit avec le stéthoscope, on entend les deux bruits du cœur nettement frappés partout. A la pointe, le premier bruit est immédiatement suivi d'un souffle assez doux, quoique par moments très-intense, très-superficiel, remplissant tout le petit silence. Son maximum a lieu distinctement à l'endroit même où bat la pointe; il se propage un peu au dehors, mais immédiatement en dedans, et, au-dessus de ce point, il disparaît très-vite et cesse même complétement. Il varie beaucoup quant à

son intensité. Les circonstances qui l'exagèrent sont toutes celles qui augmentent l'énergie des battements du cœur. Il s'entend également dans l'inspiration et l'expiration ordinaires, pendant lesquelles le murmure vésiculaire n'est pas perçu au niveau de la pointe du cœur. Dans les respirations exagérées, on ne l'entend plus pendant l'inspiration sans qu'il soit possible de dire s'il disparaît ou s'il est seulement masqué par le murmure vésiculaire qui, à ce point, a une grande intensité. Pendant l'expiration il reparaît, mais avec des modifications d'intensité et presque toujours diminué quand plusieurs grandes respirations ont été faites coup sur coup. Lorsque le malade est fortement incliné en avant, le souffle diminue aussi le plus souvent, mais non constamment. Une pression un peu forte exercée sur la paroi thoracique, dans la région précordiale, atténue beaucoup le bruit anormal ou même le fait disparaître.

Il est vrai qu'en même temps le pouls diminue de force. Enfin quand le malade s'incline en avant, le cœur battant assez fort, tandis que le souffle du premier temps s'atténue au point de disparaître à peu près, on entend un autre bruit anormal ayant presque le même timbre, mais assez court. Il suit le second bruit normal et a son maximum d'intensité un peu au-dessus de la pointe du cœur, c'est-à-dire dans un point différent de celui où s'entendait le souffle du premier temps.

Le bruit anormal du premier temps ne se propage nullement en arrière du côté gauche de la poitrine, mais vers la base du cœur. On ne l'entend plus dans les points où la percussion et l'auscultation ne font pas reconnaître la présence du poumon. Il est très-superficiel, et, quand on écarte tant soit peu l'oreille de la paroi thoracique, on cesse complétement de l'entendre, tandis que les bruits normaux se propagent encore.

Les mouvements du cœur et les battements du pouls sont d'une régularité parfaite.

Les battements du cœur et du pouls, pris avec le sphygmographe et le cardiographe ne donnent rien d'anormal et montrent une régularité absolue dans les mouvements du cœur avec une impulsion très-vigoureuse.

Le 11 juin. L'examen me donne les mêmes résultats ; seulement je ne retrouve plus le souffle du second temps en inclinant le malade en avant.

Le malade dit avoir encore par instants quelques palpitations. Son pouls est sans fréquence, 84 puls. Le visage est très-bon, sans coloration anormale, sans cyanose ni décoloration, sans traces de souffrance. Aucun œdème aux membres inférieurs. Le malade a la respiration assez libre. Du moins, il peut faire sans difficulté de profondes inspirations. A l'auscultation, on ne trouve absolument rien d'anormal dans la poitrine.

Le malade quitte la salle pour se rendre à Vincennes.

Réflexions. — Le jour de l'entrée du malade, il me parut évident qu'il était atteint d'une insuffisance mitrale. Dans les derniers jours, j'ai conçu de grands doutes à cet égard, et lors de sa sortie, j'inclinai à penser qu'il y avait seulement une hypertrophie légère du cœur et un bruit anormal produit par l'impulsion que la pointe du cœur communiquait au poumon.

L'hypertrophie du cœur me paraît établie par un léger accroissement de la matité précordiale qui subsiste, quoique le poumon gauche recouvre dans une notable étendue la pointe du cœur et la face antérieure du ventricule gauche ; elle l'est, en outre, par le déplacement de la pointe, qui bat presque dans la verticale du mamelon.

Ce bruit anormal ne peut être évidemment qu'un souffle d'insuffisance mitrale, un frottement péricardique ou un froissement pulmonaire déterminé par l'impulsion de la pointe.

1° Il n'a en aucune façon le timbre du frottement péricardique.

2° Il est difficile d'admettre une insuffisance mitrale, parce que les bruits du cœur sont parfaitement réguliers ; le premier bruit est d'une grande netteté, ni dur, ni assourdi, ce qui devrait être si l'insuffisance résultait, soit d'un boursouflement récent de la valvule, soit d'une rétraction fibreuse. Le bruit est plus limité que ne l'est ordinairement celui de l'insuffisance mitrale qui se propage d'ordinaire plus ou moins à la surface de la région précordiale. Et cela ne peut pas s'expliquer ici par la position très-superficielle de la pointe du cœur, puisque précisément cette pointe est recouverte par une lame de poumon assez épaisse pour produire de la sonorité et donner lieu à un bruit respiratoire, intense en ce point, dans les grandes inspirations.

Le pouls a conservé toute sa régularité. Il n'existe aucun des signes généraux de l'insuffisance mitrale, ni œdème, ni congestion pulmonaire.

3° Il était bien plus probable qu'il s'agissait là d'un bruit pulmonaire assez intense, dû à la propulsion de la pointe du cœur qui venait, en effet, comprimer le poumon à chaque systole ventriculaire. D'autre part, le bruit existait manifestement là où le poumon était interposé entre le cœur et la paroi thoracique, et cessait dans les points où la percussion révélait une matité complète. Les changements d'intensité du bruit, sa disparition sous l'influence des modifications de position et de la respiration, s'accordent également avec cette idée.

Enfin, ce qui rend cette supposition très-vraisemblable, c'est l'apparition d'un véritable souffle au second temps dans certaines positions du corps, souffle qui se produit dans un point un peu différent et dans celui où la diastole tend surtout à provoquer un retrait, et, par suite, l'ampliation du poumon; d'ailleurs, ce souffle se transforme par instants en véritable respiration saccadée, parfaitement reconnaissable. Il est, en outre, absolument limité à la pointe, ne se propageant qu'en dehors de la ligne mammaire.

En résumé, il s'agit ici d'un souffle qui, pour tout le monde, serait un bruit d'insuffisance mitrale, mais qui, pour moi, après examen, me paraît être plus probablement un bruit pulmonaire dû au choc de la pointe du cœur. Ces bruits pulmonaires donnent à l'oreille la sensation d'un souffle doux qui rappelle par son timbre le murmure respiratoire normal, ou certaines de ses variétés comme la respiration saccadée, ou quelques souffles valvulaires et en particulier celui de l'insuffisance aortique. Ils accompagnent presque toujours le premier bruit du cœur ; quelquefois d'une façon constante (obs. 10); d'autres fois ils n'existent qu'à chaque systole ventriculaire qui coïncide avec une partie seulement de la respiration rarement avec l'expiration (obs. 8); beaucoup plus souvent avec la dernière moitié de l'inspiration et le commencement de l'expiration (obs. 9), lorsque le poumon contient une très-grande quantité d'air ; dans ce dernier cas, ils ont un rhythme tout particulier, pour ainsi dire pathognomonique. Leur siége est très-variable ; on les entend presque toujours au niveau de la région précordiale ou sur les parties latérales (obs. 9) ; ils peuvent se montrer partout où un organe doué de battements se trouve en rapport avec le parenchyme pulmonaire.

Ils sont toujours très-superficiels, ne s'entendant que dans une étendue très-limitée, dans un point où la percussion révèle la présence du poumon, et où l'on perçoit le murmure vésiculaire tout au moins dans les grandes inspirations. Ils ne disparaissent pas graduellement, mais cessent tout à coup dès que l'on porte l'oreille sur une partie du cœur immédiatement en rapport avec la paroi thoracique, là où les bruits vasculaires normaux sont souvent le plus distincts. Ils siégent tantôt à la base, tantôt à la pointe, tantôt à droite, tantôt à gauche : ils peuvent être légèrement modifiés par les changements de position et la pression, comme dans l'obs. 12. Toutefois je dois dire que ces modifications ne m'ont pas paru ni assez constantes, ni assez bien déterminées, pour qu'il me fût possible d'en tirer quelque parti, au point de vue du diagnostic.

Ils coïncident peu souvent avec la diastole du cœur, du moins d'après les faits que j'ai pu observer. Cette rareté pourrait étonner. S'il se produit, en effet, un bruit de souffle au moment où l'air est chassé de certaines alvéoles pulmonaires par le choc des ventricules et pénètre dans les alvéoles voisines, pourquoi n'en est-il pas ainsi lorsque le cœur, revenant sur lui-même, cesse de comprimer les lobules qu'il avait refoulés et permet à l'air d'y pénétrer?

Ne se fait-il pas alors une véritable inspiration partielle? Mais, ici, dans ce retrait du cœur, nous sommes loin de trouver la brusquerie, l'instantanéité du choc systolique, et nous ne pensons pas que la vitesse imprimée à l'air inspiré dans ces conditions soit toujours suffisante pour la production d'un bruit de souffle. Toutefois M. Potain a observé quelques cas de souffles pulmonaires diastoliques; l'obs. 12 en est un exemple; j'en citerai un autre à la fin de cette thèse.

Les bruits pulmonaires disparaissent souvent en même temps que l'une des conditions favorables à leur production. Ainsi, il m'est arrivé bien des fois, à la consultation des hôpitaux, d'ausculter des malades dont le cœur battait avec une énergie extrême, par suite de l'émotion et de la marche, et de constater, chez eux, un bruit de souffle d'une certaine intensité qui n'existait plus après un quart d'heure ou une demi-heure de repos. Les femmes chloro-anémiques m'ont bien des fois présenté cette particularité, et je ne serais pas éloigné de croire que certains souffles cardiaques, dits d'anémie, reconnaissent la même cause que les bruits qui font l'objet de notre thèse.

Dans l'obs. 9, nous avons vu la disparition du souffle coïncider avec l'infiltration tuberculeuse des poumons.

Ces principaux caractères ne sont pas toujours suffisants pour permettre de différencier les souffles pulmonaires produits par les mouvements du cœur et des gros vaisseaux, de ceux qui sont dus à une endocardite ancienne ou récente.

Lorsqu'en auscultant la région précordiale on entend un bruit de souffle synchrone à la systole ventriculaire, existant seulement pendant l'un des temps de la respiration, c'est-à-dire ayant ce rhythme tout spécial que nous avons rencontré dans les observations 7 et 8, il est bien certain que l'on a affaire à un bruit pulmonaire. D'un autre côté, lorsqu'au lieu de production d'un bruit de souffle la percussion donnera une matité complète, on devra diagnostiquer une lésion valvulaire, ou penser à un souffle d'anémie; mais lorsque la percussion révèle la présence du poumon au devant du cœur, dans le point où l'on entend un bruit de souffle constant, accompagnant chaque systole ventriculaire, on doit alors se demander si ce bruit se passe au niveau des orifices du cœur ou bien siége dans le poumon.

L'étude des souffles pulmonaires est trop récente pour qu'il soit toujours possible de résoudre cette difficulté. Les autres signes propres aux affections cardiaques et sur lesquels nous ne devons pas insister, seront alors d'un grand secours pour tirer le médecin d'embarras. Il ne faudrait cependant pas avoir dans quelques-uns d'entre eux une entière confiance; ainsi, dans l'observation 10, l'hypertrophie cardiaque et la dyspnée, que nous avions regardées comme dues à une lésion valvulaire, reconnaissaient pour cause une altération rénale.

Telles sont les généralités que nous avons cru pouvoir donner sur les souffles pulmonaires dus aux mouvements du cœur.

Je terminerai cette troisième et dernière partie de ma thèse par une observation de souffle pulmonaire diastolique que M. le Dr Potain a eu l'obligeance de me communiquer.

Observation XIII.

Souffle pulmonaire accompagnant le second bruit du cœur et pouvant faire croire à une insuffisance aortique.

Une femme d'une bonne santé habituelle entre pour accoucher à l'hôpital Necker, salle Sainte-Cécile, à la fin de janvier 1867.

Le lendemain de son accouchement, 24 janvier, elle est sans fièvre, le pouls bat 60 fois par minute. Elle est un peu anémique et a un souffle intermittent à la région cervicale. En auscultant la région précordiale, on entend outre un souffle doux au premier temps, un deuxième souffle plus fort, superficiel, ayant son maximum à la base, et succédant immédiatement au deuxième bruit, pour durer environ pendant un tiers du grand silence. Son maximum est exactement dans le troisième espace intercostal, à gauche du sternum, et est assez limité. Il n'existe pas ni en dehors, ni en arrière, bien que les bruits normaux du cœur qui sont nets, bien frappés, sans dureté, se propagent parfaitement dans ce sens. Hier, le deuxième bruit était dédoublé lorsqu'il coïncidait avec la fin de l'inspiration et le commencement de l'expiration. Ce dédoublement, s'ajoutant au bruit anormal, lui donnait une apparence de plus grande intensité. Aujourd'hui (24 janvier), le dédoublement a presque disparu ou du moins est beaucoup moins marqué. Le souffle du deuxième temps se fait entendre pendant l'expiration seulement et disparaît au moment de l'inspiration qui est trèsbruyante, comparativement à l'expiration qui se fait presque silencieusement. On pourrait penser que le bruit est masqué par l'inspiration ; mais avec une attention suffisante, on peut constater qu'il manque en réalité. La malade ne sait pas diriger sa respiration, et on ne peut obtenir d'elle qu'elle la suspende ; mais si elle reste dans l'expiration un peu prolongée, le souffle persiste pendant tout ce temps ; au contraire, si elle reste dans l'inspiration, le bruit anormal n'apparaît pas.

La matité précordiale a 5 centimètres environ dans tous ses diamètres ; la pointe bat dans le cinquième espace intercostal, dans la verticale du mamelon. Le soulèvement est très-nettement senti sans exagération d'impulsion. Dans les points où s'entend le bruit anormal, on trouve une sonorité manifeste, et on entend le murmure respiratoire ; dans la partie découverte du cœur, le bruit anormal disparaît.

Le pouls n'a aucun caractère de l'insuffisance aortique ; il est lent, petit, régulier, assez serré.

Reflexions. — Je ne crois pas qu'il existe chez cette femme une insuffisance aortique. Elle a eu, nous a-t-elle dit, il y a six ans, une attaque de rhumatisme articulaire aigu, et depuis cette époque, elle n'a jamais éprouvé ni palpitation, ni essoufflement. Le bruit anormal tel que nous l'avons décrit paraît se passer dans le poumon situé au devant du cœur, et son existence pendant l'expiration seulement peut s'expliquer de la façon suivante : Quand les vésicules pulmonaires sont déjà distendues par l'air, comme elles le sont pendant l'inspiration, le cœur ne peut guère exagérer cette réplétion lorsqu'il s'affaisse et s'éloigne de la paroi thoracique. Il n'en est plus de même quand les vésicules sont légèrement affaissées comme dans l'expiration ; à ce moment, en effet, le cœur en se retirant laisse devant lui un vide que l'air vient remplir, distendant alors les vésicules, et donnant lieu à un bruit respiratoire local soufflant.

TABLE DES MATIÈRES.

Paris. A. PARENT, imprimeur de la Faculté de Médecine, rue M^r-le-Prince, 31.

www.ingramcontent.com/pod-product-compliance
Ingram Content Group UK Ltd.
Pitfield, Milton Keynes, MK11 3LW, UK
UKHW021645260726
13994UKWH00003B/1280

9 782329 120843